CONTRIBUTION A L'ÉTUDE

DU

TRAITEMENT DE LA SYPHILIS

PAR LA MÉTHODE DE SCARENZIO

EXPÉRIMENTÉE A L'HOPITAL DE LOURCINE

PENDANT LES ANNÉES 1886, 1887, 1888

PAR

LE DOCTEUR ÉMILE SIBILAT

DE LA FACULTÉ DE MÉDECINE DE PARIS

PARIS

G. STEINHEIL, ÉDITEUR

2, rue Casimir-Delavigne, 2

1888

CONTRIBUTION A L'ÉTUDE

DU

TRAITEMENT DE LA SYPHILIS

PAR LA MÉTHODE DE SCARENZIO

EXPÉRIMENTÉE A L'HOPITAL DE LOURCINE

PENDANT LES ANNÉES 1886, 1887, 1888

PAR

LE DOCTEUR ÉMILE SIBILAT

DE LA FACULTÉ DE MÉDECINE DE PARIS

PARIS

G STEINHEIL, ÉDITEUR

2, rue Casimir-Delavigne, 2

—

1888

INTRODUCTION

Nous nous proposons dans notre Thèse d'exposer l'état actuel des injections hypodermiques de sels mercuriels insolubles. Nous commencerons par l'historique de la question.

La méthode, d'abord presque inapplicable, se modifie progressivement et finit par devenir une méthode usuelle. On peut comparer l'évolution de cette méthode à l'évolution de la méthode des frictions mercurielles. Cette dernière, mal appliquée au début, causait des salivations intenses et quelquefois la mort. De même que les accidents, provoqués au début par les frictions, ont dans le public jeté sur le mercure un discrédit qui l'atteint encore, de même les accidents causés par les premiers essais de Scarenzio ont paru discréditer et discréditent encore dans le monde médical la méthode des injections hypodermiques.

Nous étudierons minutieusement la technique opératoire dans un chapitre spécial. Ce point est très important. Une injection bien faite ne cause pas d'abcès et peu de douleur.

Nous passerons ensuite en revue les lésions produites par l'injection non abcédée : Lésions bien étudiées et étudiées seulement par M. Balzer.

La nature des abcès a été élucidée par Neisser, mais

leur évolution clinique a surtout été étudiée par les premiers observateurs.

Nous espérons démontrer que l'action thérapeutique des injections est rapide et énergique, et peut être comparée à l'action produite par les frictions.

Nous terminerons en exposant les résultats cliniques obtenus à Lourcine, dans le service de M. Balzer, pendant les années 1886-87-88.

Nous prions M. le Dr Balzer, qui a mis si libéralement et si gracieusement à notre disposition les nombreux matériaux dont il dispose, de recevoir l'expression la plus sincère de nos remerciments.

Nous remercions également MM. Reblaud, interne en médecine, Beausse, interne en pharmacie et notre ami Bertrand, de l'aide qü'ils nous ont prêtée.

Que M. le Professeur Fournier veuille bien recevoir l'expression de nos respectueux remerciments pour l'honneur qu'il nous a fait en acceptant de présider notre thèse.

CHAPITRE PREMIER

HISTORIQUE

L'historique des injections mercurielles insolubles peut être divisé en deux périodes. La première va de Scarenzio, 1864, au travail de Smirnoff, 1882. Dans cette période, chaque injection est suivie d'un abcès.

La deuxième période va de 1882 à l'époque actuelle.

Les travaux de Smirnoff, inspirés par Sigmund, permettent de faire des injections de calomel d'une manière courante, l'abcès devient l'exception.

Enfin, par les derniers perfectionnements apportés à la méthode, les abcès ont complètement disparu.

Signalons encore un procédé peu connu en France, l'injection d'huile grise de Lang, qui paraît réduire au minimum la réaction locale.

Première période. — Scarenzio. — La méthode du traitement de la syphilis par les injections hypodermiques de composés insolubles de mercure, fut employée pour la première fois par un Italien, le Dr Scarenzio, professeur à l'Université de Pavie. Avant lui, Hebra à Vienne et Hunter en Angleterre, en 1860, avaient traité quelques malades par les injections de sublimé, mais les résultats peu encourageants ne furent publiés que par Zeissl en 1864.

Scarenzio publia également ses premiers essais en 1864, sans connaître les tentatives antérieures. Redoutant que le sublimé ne déterminât de la gangrène des tissus, il se décida pour le calomel. — Les travaux de Miahle, de Petenkoffer, de Vicat, paraissaient établir que, pour pénétrer dans l'économie, le mercure devait se transformer en sublimé, Scarenzio espérait que cette transformation, assez lente pour ne pas déterminer une gangrène étendue, ferait cependant entrer assez rapidement dans l'organisme une quantité de mercure suffisante.

Il recommande de faire deux injections de $0^{gr},20$ de calomel chaque, à quelques jours d'intervalle. On injecte ainsi $0^{gr},40$ de calomel qui correspondent à peu près à $0^{gr},40$ de sublimé, quantité suffisante pour guérir la vérole constitutionnelle.

Il employa comme excipient d'abord *la glycérine, qui étant moins promptement absorbée, aurait évité une transformation trop rapide du calomel.*

Mais la glycérine était trop irritante. Il se décida pour l'eau gommeuse, bon véhicule, encore employé actuellement.

Il cite huit observations; sept de ses malades guérirent, un seul ne fut pas amélioré. Mais tous les autres traitements échouèrent. Chaque injection produisit un abcès.

La seringue de Pravaz fut l'instrument employé par Scarenzio. A ceux qui ne possèdent pas cet instrument, Scarenzio propose de le fabriquer instantanément avec un petit morceau de tube de baromètre en verre, qu'on termine en pointe, à l'exemple des petits tubes dont on se sert dans les amphithéâtres pour les injections mercurielles.

Cet expédient prouve que Scarenzio ne faisait pas ses injections profondément, mais dans le derme lui-même, ce qui explique les nombreux abcès qui résultaient de ses injections.

Sauf en Italie, le premier travail de Scarenzio fut peu remarqué. Parmi ses compatriotes il eut des partisans enthousiastes et des détracteurs acharnés.

En 1866, le Dr AMBROSILI, à Milan, publie 16 cas de syphilis traités par la méthode de Scarenzio.

Trois cas ne furent pas guéris ; chaque injection cause un abcès ; il n'observe aucun symptôme de mercurialisme.

Le professeur PORTA, à Milan, déclare, dans un travail publié en 1867, que la méthode de Scarenzio constitue un réel progrès dans le traitement de la syphilis.

Mais PROFÉTA, dès 1866, dans une étude publiée sur la syphilis constitutionnelle, dit : « En vérité, je ne saurais
« recourir à cette méthode que dans les cas où toute autre
« ressource me ferait défaut, depuis que je redoute de ne pou-
« voir toujours limiter les *abcès qui se produisent constam-*
« *ment au point où se fait l'injection*, abcès qui, dans les
« cas rapportés par Scarenzio et Ambrosili, ont pris un déve-
« loppement parfois considérable, incommodant beaucoup
« les malades et guérissant lentement. »

CASSATI, 1867, rapporte également un cas ou *8 grains* de calomel, injectés dans un bras, ont provoqué, outre l'état phlegmoneux local, une stomatite gangreneuse si violente (1) que le malade resta quelques jours en danger de mort.

(1) Le Dr Sorezinio, loin d'être défavorablement impressionné par ce cas, le considère comme favorable à la méthode en ce qui démontre la grande

Gaetano Monteforte de Palerme qui soutient, au contraire, vigoureusement la méthode, cite une syphilide pustuleuse guérie par 0 gr. 40 de calomel, et considère cette méthode comme très bonne. Avec elle on est sûr que les remèdes sont absorbés.et de plus elle est peu coûteuse.

Scarenzio et Ricordi publient leurs résultats dans un mémoire couronné par la Société des sciences médicales de Belgique en 1868.

Ce travail est divisé en quatre parties :

Dans la première, il fait l'historique de la méthode;

La deuxième partie contient les observations de quatre-vingt-quatre cas de syphilis traités par les injections de calomel, deux cas traités par des trochisques de calomel, et dix-huit cas traités par des injections de sels solubles, d'oxyde noir de moscati ou de phosphates de mercure.

« Sur les 86 malades traités par le calomel, nous avons eu
« soixante-dix-neuf guérisons, trois guérisons incomplètes et
« trois morts. Sur les guérisons, nous comptons cinq réci-
« dives; une (Obs. 16), parce que le malade s'est refusé à
« une deuxième injection. Dans l'observation 66, la guérison
« de la récidive s'obtient par une troisième injection. Parmi
« les guérisons incomplètes, l'une était une syphilis grave soi-
« gnée quarante-deux jours (Obs. 36), une autre ne céda
« qu'au sublimé et à l'iodure de potassium administrés à
« l'intérieur — il n'y eut que trois cas de stomatite. Dans
« deux cas seulement, on n'observa pas d'abcès. »

activité du mercure ainsi absorbé. Mais on doit en conséquence graduer les doses suivant les circonstances.

Dans le même article, il prétend que Scarenzio fit des injections de sublimé qui déterminèrent des escarres profondes, tandis que le calomel détermina toujours un abcès circonscrit.

Des trois morts, deux succombèrent à d'autres maladies, les syphilides étant guéries; le troisième était un cas désesperé de syph. tub. avec plaie gangreneuse, chez un enfant de trois ans. On fît une inject. de 0 gr. 10 et il mourut trois jours après (17e observation). *Deux injections seulement ne furent pas suivies d'abcès.* Le nombre d'injections varie entre une et trois par sujet et la quantité de calomel injectée, entre 0 gr. 15 et 0 gr. 90.

La troisième partie contient l'exposé du mode opératoire et de plusieurs expériences faites en vue de rechercher le mercure dans la salive. Il employe la seringue de Pravaz. « L'injection, dit-il, peut être pratiquée dans un endroit « quelconque du corps ; nous préférons les extrémités et « mieux la partie inférieure et externe du membre supé- « rieur. » Le véhicule est l'eau gommeuse ; la canule est enfoncée de 25 mill. sous la peau, *parallèlement à l'axe* du membre; la préparation de l'injection doit se faire immédiatement avant l'opération.

Il s'occupe ensuite des abcès qu'il considère comme à peu près inévitables et conseille l'application d'une couche de collodion après l'injection pour modérer la réaction.

Quant au pus, tantôt il contient du mercure, tantôt il n'en contient pas. Si l'on en trouve, c'est le plus souvent dans le tissu cellulaire mortifié qui se trouve au centre de l'abcès.

La recherche du mercure dans la salive, recueillie par le cathétérisme du canal de Stenon, donne des résultats variables. On trouve en général le mercure de 3 à 6 jours après l'injection.

La quatrième partie de l'ouvrage est consacrée en partie à un parallèle entre le sublimé et le calomel. Les auteurs préfèrent le calomel, parce que les injections sont moins fréquemment renouvelées. Ils croient que la méthode sera surtout utile aux enfants, aux femmes enceintes et à ceux qui ne peuvent supporter le traitement par la bouche ou par les frictions.

Tel est le premier travail important qui parut sur les injections de calomel.

Les syphiligraphes des autres pays ne s'engagèrent pas dans la même voie.

En France, Lassègue, dans les *Archives générales de médecine*, analyse le travail de Scarenzio et conclut que la méthode n'a pas encore fait ses preuves. Liégeois, dont nous retrouverons plus tard un important mémoire, inspire une thèse à son élève Picquaud.

En Angleterre, *The Lancet* publie un résumé élogieux du premier travail de Scarenzio. La même année, Berkeley Hill publie un compte rendu sommaire du traitement qu'il avait institué pour la syphilis en 1864-65. Il injectait deux fois par jour 1/2 centigr. de sublimé. Par cette méthode, dit-il, on obtient un effet curatif avec de petites doses de mercure.

En Allemagne, Lewin emploie également les injections de sublimé, mais sur une plus vaste échelle. Ses premiers résultats sont publiés par Kohn et Gahdé. Il publie ensuite le résultat complet de ses expériences. Il se sert d'une solution contenant 20 centigr. de sublimé pour 30 gr. d'eau distillée; il injecte 25 centigr. de la solution, trois fois par jour. Chaque malade reçoit donc une dose quotidienne de 24 milligr.

Plus de 500 observations sont exposées sous forme de tableau et Lewin en tire les conclusions suivantes :

0 gr. 028 milligr. de sublimé pour les hommes,

0 gr. 023 milligr. de sublimé pour les femmes suffisent pour amener la guérison.

L'iodure de potassium et le chlorate de potasse, administrés en même temps que le sublimé, permettent de réduire un peu la dose de ce dernier médicament.

La stomatite s'est montrée 95 fois sur 100. Les récidives, au lieu d'être de 64 à 80 o/o, ne sont plus que de 25 o/o.

Nous allons maintenant passer en revue les principaux travaux qui se publièrent sur la méthode dans divers pays, à partir du second mémoire de Scarenzio. Mais jusqu'au travail de Smirnoff, la méthode ne fut aucunement modifiée.

En ITALIE, les médecins emploient avantageusement les injections de calomel.

Padova relate deux observations de syphilis tertiaires. La première a trait à une gomme ulcérée de la langue, vainement traitée par l'iodure de potassium. Deux injections sous-cutanées de 20 centigr. de calomel chaque, pratiquées à vingt-deux jours d'intervalle, amènent la guérison.

Le second cas se rapporte à un syphilitique non traité antérieurement. Il présentait une plaie perforante du voile du palais, qui fut guérie par une seule injection de 0 gr. 20 de calomel, chaque injection fut suivie d'un abcès.

Quagliano cite huit cas d'affection syphilitique des yeux, guéris ou améliorés par les injections hypodermiques de calomel. La notice est très brève et ne permet pas de porter sur le traitement un jugement décisif.

Flarer cite un cas d'iritis avec condylomes et synéchies postérieures, accompagné d'éruptions syphilitiques diverses du corps. Il fit deux injections de 0,10 centigr. de calomel, séparées par un intervalle de dix jours. Vingt-trois jours après le commencement du traitement, tous les symptômes de la syphilis avaient disparu. Ici encore, deux injections, deux abcès.

De Magri rapporte six cas d'iritis et de kerato-iritis syphilitiques, traités par la méthode des injections hypodermiques. A chaque malade il fit deux injections, l'une de 0,25 à 0,30 centigr. la deuxième de 0,15 centigr. ; quatre malades reçurent leurs injections au bras, deux la reçurent aux tempes. Chaque injection fut suivie d'un abcès. Dans les cas où les injections furent faites aux tempes, de Magri considérait l'abcès comme favorable en ce qu'il produisait une révulsion violente qui hâtait la guérison.

La guérison se produisait au bout de deux à quatre semaines. Dans un cas d'iritis et de kératite invétérée, l'amélioration fut à peine sensible.

Stefanini raconte qu'il a traité et guéri un cas de syphilis avec irido-cyclite gauche, au moyen de deux injections de 0,20 centigr. de calomel chaque, à 14 jours d'intervalle.

Regazioni et Appiani relatent cinquante cas de syphilis traités par les injections hypodermiques de calomel et arrivent aux conclusions suivantes.

« 1º Le calomel injecté sous la peau guérit, comme toutes « les autres préparations mercurielles, toutes les formes de « la syphilis constitutionnelle.

« 2º Deux injections de 25 à 30 centigr. suffisent pour « guérir la maladie en vingt-cinq jours, tandis que les autres « préparations en exigent de trente-cinq à quarante.

« 3º Les récidives ne sont au moins pas plus fréquentes « que dans le traitement par d'autres préparations.

« 4º Par suite de la guérison rapide, les frais sont moins
« considérables.

« 5º L'hydrargyrie générale ne fut observée dans aucun
« cas ; le pytialisme, rarement, et alors à un degré très fai-
« ble. A l'endroit injecté il se forme régulièrement un petit
« abcès, mais de nature bénigne.

« 6º Les autres préparations exigent une température
« élevée, ce qui, avec ce remède, n'est pas du tout nécessaire.

« 7º Cette méthode est aussi applicable au traitement des
« affections primaires locales; si même on ne réussit pas à
« éviter l'apparition des symptômes secondaires, le temps
« du traitement est en revanche plus court. »

Scarenzio traite avec sa méthode une des manifestations
les plus graves de la vérole, la syphilis cérébrale. Après une
première injection et au bout de vingt-quatre heures il y eut
une grande amélioration; une deuxième injection, unie à
l'usage interne de l'iodure de potassium, amena la guérison.

Le Dr Pierantoni, dans un ouvrage sur cette méthode fait
d'abord un résumé de l'historique. Il admet en principe que
le mercure agit plus sûrement lorsqu'il est confié à la voie
hypodermique, et préfère le calomel au sublimé à cause du
nombre moins grand d'injections qu'on est obligé de faire.
Les abcès sont inévitables mais bénins.

Pirrochi et Porleza ont traité, par les injections hypodermiques de calomel, cinquante-cinq cas de syphilis constitutionnelle. Il donnent la préférence au calomel sur le sublimé,
comme moins irritant et produisant moins d'accidents locaux
et généraux. Ils recommandent, chose essentielle, de faire
les injections dans le tissu cellulaire sous-cutané et non pas

dans le derme — pour véhicule, ils conseillent l'eau gommeuse — la quantité de calomel à injecter chaque fois est fixée à 10 ou 20 centigr.

L'injection doit se faire à la partie externe du bras.

Les récidives, d'après eux, sont moins fréquentes avec cette méthode qu'avec toute autre.

Une jeune fille, vierge, âgée de 13 ans, est amenée dans le service de Domingo Stefani. Elle présentait une ulcération des amygdales qui ne fut pas considérée comme spécifique ; le traitement local ordinaire restant sans effet Stefani, lui fit une injection de 0 gr. 03 de calomel pour établir le diagnostic.

Deux jours après cette première injection, l'état local s'améliorait, une deuxième et une troisième injection amenèrent la guérison de l'ulcération et celle d'une iritis qui s'était déclarée.

Le professeur Profeta est loin d'être aussi partisan de la méthode que les auteurs que nous venons de citer ; il admet que les manifestations syphilitiques guérissent plus rapidement qu'avec les autres méthodes, mais que les récidives sont plus fréquentes et plus graves.

La méthode présente en outre de nombreux inconvénients.

L'hydrargyrie est plus fréquente qu'avec les autres méthodes — Les abcès sont presque inévitables et peuvent occasionner des décollements, des infiltrations de pus et même la pyohémie. Les injections hypodermiques ne seraient indiquées que dans les cas suivants.

1º Le malade ne peut supporter le mercure administré par ingestion ou par frictions, ou lorsque ces dernières sont contre-indiquées.

2º Si le traitement ordinaire reste sans effet.

3º *Si une cure rapide est nécessaire.*

En 1882, dans une lettre au professeur Smirnoff, Scarenzio écrit : « La seule modification que j'ai apportée à mon procédé, est de réduire la dose de calomel de 20 à 10 centigr., uniquement pour tranquilliser ceux qui craignent les accidents locaux qui ne sont jamais graves.

Il ressort clairement de cette lettre, qu'en 1882 on employait encore en Italie la méthode de Scarenzio peu ou pas modifiée, et, cela sans se préoccuper des abcès, tellement la méthode paraissait supérieure aux autres.

En FRANCE : Aimé Martin lit en septembre 1878, devant la Société de médecine, un travail où il cherche à prouver l'efficacité du biodure de mercure ; la solution employée était la suivante:

Biodure de mercure........................... 4 centigr.
Eau distillée .... 1 gr.

Le congrès médical de 1867 amène Lewin à Paris. Hardy pratique, suivant sa méthode, quelques essais à l'hôpital Saint-Louis, mais ne continue pas ce mode de traitement.

Liégeois, séduit par l'enthousiasme que Lewin mettait à prôner son procédé, l'expérimenta en grand à l'hôpital de Lourcine.

Liégeois injecte deux grammes par jour de la solution suivante :

Eau distillée.................................... 90 gr.
Sublimé.. 0 gr. 20
Chlorydrate de morphine..................... 0 gr. 20

Ce qui donne une dose totale de quatre milligr. et demi de sublimé par jour. L'injection est faite sous le derme et pansée au collodion. La douleur est faible, les ulcérations rares. La stomatite s'est présentée 4 fois sur 218 cas. Elle est survenue après 2, 4, 14 et 26 injections, mais elle a rapidement cédé au chlorate de potasse. Il fait en moyenne 37 injections pour le traitement complet.

Liégeois donne naturellement la préférence à son procédé et reproche surtout à celui de Scarenzio les abcès inévitables.

La méthode de Lewin produit des indurations persistantes, du gonflement, de la douleur, des abcès. La stomatite est très fréquente (40 0/0 chez 356 F. 35,5 0/0 chez 144 H.) les récidives sont plus fréquentes (27 récidives sur 107 cas).

La méthode ne demande, il est vrai, que 15 à 20 jours de traitement — ce qui pour Liégeois est un inconvénient, car d'après lui les récidives sont plus fréquentes lorsque les accidents ont disparu très rapidement.

Pour les traitements usuels il en fait la critique que tout le monde en a fait depuis.

En 1874, la *Revue médicale* publie un article non signé, critiquant les injections hypodermiques des préparations mercurielles.

L'auteur anonyme reproche à cette méthode les abcès inévitables survenant après chaque injection, et cite deux observations qui tendraient à prouver que les injections hypodermiques de calomel n'ont aucune action curative sur les symptômes graves de la syphilis, et il conclut :

« Il est bien certain que l'injection d'une quantité totale de 60 à 90 centigr. au plus de calomel est radicalement impuissante contre la syphilis constitutionnelle, et que c'est s'abuser que de croire à des guérisons obtenues par des doses homœopathiques.

Julien, dans la première édition de son ouvrage, ne se montre pas très partisan de la méthode. Il la considère comme un moyen exceptionnel, propre à employer seulement dans les cas d'affections rebelles, attendu qu'elle est douloureuse et qu'elle peut exposer à des complications fâcheuses : abcès, gangrène, fièvre, symptômes géné- raux. — Il ne croit pas que par cette méthode on obtienne des effets plus considérables avec de moindres quantités de mercure: « Car dans l'ingestion stomacale où « l'on administre une plus grande quantité du remède, « il est à peu près certain qu'il s'en élimine une plus « grande quantité par les selles, ce qui fait qu'en défini- « tive il n'y a pas grande différence entre les quantités de « médicament réellement actif avec lesquelles l'organisme « va se trouver aux prises. »

Tels sont à peu près les seuls travaux que nous ayons à mentionner en France, et l'on voit que la méthode n'avait pas gagné les sympathies du public médical.

En Belgique et en Angleterre, on ne trouve aucuns travaux originaux. On donne simplement des comptes rendus des ouvrages publiés à l'étranger.

En Allemagne et en Autriche, les essais sont bien plus nombreux. Au début, presque tous les auteurs se prononcent contre ce mode de traitement. Geissler, en 1871, après avoir exposé les résultats de Magri, conclut en disant : « On ne « comprend pas comment une méthode si barbare a pu être « préconisée », et il espère que les injections de calomel ne tarderont pas à tomber dans le même discrédit où sont déjà tombées les injections de sublimé.

Stohr conclut que l'emploi des injections sous-cutanées de sublimé, pour la guérison des accidents de la syphilis, est la méthode de traitement la plus surfaite et la moins praticable qui ait été employée.

Schopf publie, en 1874, les résultats qu'il a obtenus en traitant la syphilis au moyen des injections de calomel, à la clinique de Zeissl.

Les injections de 4 grains de calomel (0 gr. 20 environ) furent suivies d'un pansement au collodion. Elles furent cependant presque toutes suivies d'un abcès. Après deux ou quatre de ces injections, il survenait presque toujours une stomatite très intense. Les symptômes cutanés de la syphilis disparaissent plus promptement qu'avec les frictions.

Les doses de 1/2 grain et 1/3 de grain par injection ne produisirent pas d'abcès, mais seulement une induration qui persista plus ou moins longtemps.

L'auteur conclut que la réaction et la formation du pus sont en rapport avec la quantité de calomel injectée, et il recommande de n'introduire sous la peau que 1/3 de grain par chaque injection; on est ainsi forcé de faire quarante injections pour faire absorber 20 centigr. de calomel.

Kölliker, au contraire, est très partisan de la nouvelle méthode.

Il a employé le calomel en suspension dans la glycérine.

                Calomel.................. 1
                Glycérine 10

Il commença par injecter 0 gr. 20 chaque fois, mais il

réduisit bientôt les doses et s'arrêta définitivement à 0 gr.05 pour les adultes et 0 gr.025 pour les enfants.

Les résultats furent très favorables, non seulement pour les accidents secondaires, mais encore pour les accidents de la période tertiaire.

L'auteur résume ainsi les avantages que présentent les injections de calomel:

1º Le traitement est facile et *agréable* à appliquer; il peut aussi être employé dans la pratique privée;

2º Les suites de l'absorption du mercure par l'organisme sont insignifiantes;

3º Non seulement l'état général n'en souffre pas, mais il s'améliore dans la plupart des cas.

Elles sont indiquées dans les cas suivants :

1º Dans la pratique privée;

2º Pour les malades dont l'état de la bouche peut faire craindre une stomatite;

3º Pour les malades chez lesquels les frictions déterminent un eczéma mercuriel;

4º Pour les malades que de nombreuses plaies de la peau ne permettent pas de traiter par les frictions;

5º Pour les personnes anémiques, faibles, chez lesquelles on veut éviter une perturbation des fonctions digestives.

Ainsi Kölliker préfère cette méthode à toute autre, et il ne lui trouve qu'un seul inconvénient : le grand nombre d'abcès qu'elle provoque inévitablement.

Sigmund, dans un premier ouvrage, rapporte 41 observations de syphilis traitée par les injections sous-cutanées de calomel. Le véhicule est toujours la glycérine contenant 1/10 de son poids de calomel. Voici les principales règles que donnait Sigmund pour pratiquer les injections.

Le liquide à injecter doit être préparé pour chaque fois.

La quantité de liquide pour chaque injection est de 0 gr.50 centigr. à 1 gr., exceptionnellement, 1 gr.50 centigr. à 2 grammes.

On ne doit pas injecter plus d'une fois par semaine des doses de 0 gr. 20 centigr., 0 gr. 15 centigr. ou 0 gr. 10 cent. de calomel. Si l'on n'injecte que 0 gr. 05 centigr. de calomel, on peut faire deux et trois injections par semaine.

Les injections doivent se faire sur le tronc, entre les épaules et les hanches. Il ne faut jamais choisir les hanches, les cuisses, ni les jambes, parce que la réaction inflammatoire produite par l'injection est de longue durée.

Se basant sur les 41 cas qu'il a traités, Sigmund conseille de restreindre l'usage des injections de calomel aux formes les plus légères et les plus simples de la syphilis secondaire.

Cependant, un peu plus tard, il paraît revenir sur son premier jugement (Wiener Medicinische, Wochenschrift, 1882, n° 11, p. 300). On doit tâcher de perfectionner la méthode et d'établir des indications par des expériences bien conçues et des observations soigneuses.

Plus loin, il ajoute que certains adversaires de la méthode pourraient être facilement convaincus de fautes techniques.

Nous voyons donc qu'en 1882, la méthode de Scarenzio, quoique reconnue bonne par certains médecins, ne pouvait entrer dans la pratique à cause des abcès inévitables qui suivaient chaque injection. A partir de cette époque la méthode entre dans une nouvelle phase. Les abcès, au lieu d'être la règle ne seront plus que l'exception. Ce perfectionnement capital fut réalisé par Smirnoff, qui découvrit la région tolérante pour les injections, et régla la technique opératoire d'une manière si parfaite qu'on n'a presque rien eu à y changer jusqu'à ce jour.

Deuxième période. — SMIRNOFF. — Le travail très intéressant de Smirnoff débute par un historique très complet des essais tentés, avant 1882, pour guérir la vérole au moyen des injections hypodermiques de calomel. — Vient ensuite l'exposé des travaux parus depuis sa première publication — mais nous croyons mieux faire de n'en parler qu'après avoir exposé son procédé.

Smirnoff s'est inspiré des travaux de Sigmund pour commencer ses premières recherches. Dès le début il se pose les deux questions suivantes.

1º Y a-t-il possibilité d'injecter une quantité de calomel de 0,20 (vingt centigr.) à la fois sans provoquer d'abcès?

2º Quelle force curative possède le calomel ainsi injecté, dans le traitement de la syphilis, comparativement aux anciennes méthodes actuellement en usage?

En faisant ces recherches, il remarqua que les injections pratiquées aux fesses « heureusement sur des hommes pour la première fois » s'abcédaient rarement. De plus les abcès produits étaient moins gênants. — Il se décida alors à traiter par cette méthode, une fois, tous ses malades, une autre fois, une partie seulement, pour pouvoir comparer cette médication aux autres.

Le liquide à injecter était de la glycérine contenant en suspension 1/10 de son poids de calomel à la vapeur.

La seringue est la seringue de Pravaz ordinaire, munie

d'une canule de 3 cent de long au moins. Le contenu de chaque seringue fut pesé et contenait 0 gr. 204 de calomel.

Il traite ensuite de la région où doit se faire l'injection. Ce paragraphe nous paraît si important que nous le transcrivons littéralement.

« La partie où doit être faite l'injection.

« Pour trouver l'endroit précis où l'injection doit se prati-
« quer, on découvre les fesses d'une personne maigre, ou
« sans trop d'embonpoint, se tenant debout. On voit alors,
« sur chaque fesse, derrière le grand trochanter, une
« large dépression qui descend verticalement. A cet
« endroit le tissu cellulaire sous-cutané est si abondant et
« si lâche, que la peau se laisse aisément pousser de côté et
« d'autre sur l'aponévrose ; elle se laisse même plisser. Cet
« endroit est le seul de tout le corps où une quantité de
« 10 centigr. de calomel puisse être injectée sans provoquer
« d'abcès ; si même il en survient un, il ne traverse presque
« jamais la peau, mais se résorbe. Dans les deux cas, chaque
« atòme de calomel injecté entre dans la circulation au fur
« et à mesure qu'il se dissout. Va-t-on plus en arrière
« ou plus bas sur les fesses, le tissu cellulaire, tendu par
« la graisse, prête moins qu'à l'endroit indiqué derrière le
« trochanter, et la peau est plus adhérente à l'aponévrose.
« L'injection faite dans ces parties, il serait difficile de
« faire en sorte que le foyer en fût à une distance suffisante
« du canal d'injection ; en outre, la masse injectée déta-
« cherait violemment la peau de l'aponévrose et, dans la
« plupart des cas, occasionnerait de l'inflammation. Enfin, le
« malade étant couché ou assis, le dépôt de calomel serait

« exposé à une pression directe, qui provoquerait aussi une
« inflammation. L'injection doit donc être faite dans la région
« latérale, de telle sorte que le foyer soit à environ 3 cent. en
« arrière du bord postérieur du trochanter, afin de n'être
« pas refoulé contre l'os quand le patient est couché sur le
« dos. En outre, la place doit être choisie de façon à ce
« qu'une autre injection puisse être faite dans les mêmes
« fesses, à environ 3 cent. de la première, pour qu'une
« inflammation éventuelle du dernier foyer ne puisse passer
« dans l'enclave du · premier et y raviver, peut-être, une
« inflammation à son déclin. Pour des motifs que je don-
« nerai plus loin, les injections doivent se faire dans une
« ligne verticale, allant parallèlement avec l'os de la cuisse ;
« et la pointe de la canule doit être dirigée directement en
« arrière, c'est-à-dire dans une direction horizontale. Cela
« a trait aux adultes et aux adolescents. (Pour les enfants
« en bas âge, voir plus loin.)

« Les raisons, pour lesquelles les parties situées en arrière
« du trochanter sont les seules qui conviennent à l'injection
« de hautes doses de calomel, sont les suivantes :

« 1° La masse injectée peut se répartir avec la plus
« grande facilité dans le tissu cellulaire, peu serré, sans
« occasionner une tension de la peau ;

« 2° Le foyer est entouré de tous côtés par les muscles et
« la peau, c'est-à-dire par des tissus doux et élastiques ; la
« réaction inévitable peut donc avoir lieu sans que la tension
« soit trop forte : de cette manière la douleur est aussi ré-
« duite au minimum ;

« 3° Le foyer de l'injection n'est pas exposé à une pres-
« sion, soit que le malade soit assis, ou couché sur le dos

« ou sur le côté, parce que, dans les deux premiers cas, le
« foyer n'est que refoulé et non comprimé, et, dans le
« premier cas, il est protégé par le trochanter, qui sup-
« porte le poids du corps.

« 4º La peau étant très épaisse et très ferme en cet en-
« droit, le foyer peut provoquer une inflammation considé-
« rable, produisant beaucoup de pus, sans que celui-ci
« puisse se frayer un chemin à travers la peau. Il n'est
« jamais nécessaire d'ouvrir un semblable abcès du foyer,
« même si la peau est amincie, très rouge et qu'il y ait
« beaucoup de fluctuation. Les abcès de ce genre que j'ai
« vus se sont toujours terminés par résorption.

« Tout ce qui précède a trait aux personnes maigres ou
« médiocrement grasses.

« La chose ne se présente pas aussi favorablement chez
« les personnes à pannicule adipeux riche. Chez ces der-
« nières, le tissu cellulaire sous-cutané, qui recouvre les côtés
« des fesses, ressemble aux parties postérieures et inférieures,
« parce que le tissu étant rempli de graisse, la peau peut
« moins facilement être soulevée de l'aponévrose et encore
« moins être plissée. La masse injectée, ayant alors à refouler
« violemment un tissu plus résistant, agit d'une manière
« bien plus irritante que chez les personnes à tissu cellu-
« laire plus lâche, dans lequel l'injection se répartit plus
« facilement. C'est là qu'il faut voir la raison du fait qu'il
« survient plus souvent des abcès chez les femmes que chez
« les hommes ou chez les garçons et les jeunes filles avant
« la puberté? Cela s'applique aussi, jusqu'à un certain point,
« aux enfants en bas âge bien nourris, à qui il est impossible
« de soulever la peau de manière à en former un pli, et chez

« lesquels les injections sous-cutanées de calomel occa-
« sionnent généralement de plus grandes infiltrations qu'aux
« adultes. D'un autre côté, comme on le verra plus loin, les
« foyers d'infiltration abcèdent rarement chez les tout petits
« enfants; il faut attribuer cela à l'activité extrême de la
« nutrition à cet âge. Une autre circonstance qui facilite
« l'infiltration est que, l'enfant étant presque toujours cou-
« ché, le foyer de calomel n'est que très rarement exposé à
« une pression si la place de l'injection a été bien choisie. »

On fixe ensuite la canule sur la seringue, on enfonce de trois centimètres environ au lieu choisi, on pousse l'injection et on a soin de ne pas masser ; l'injection ne doit pas être faite dans le muscle, Smirnoff attribue la mort d'une des malades (Obs. I) à ce fait, démontré par l'autopsie, que l'injection avait été faite dans le muscle. La malade eut une stomatite gangreneuse violente qui amena la mort ; on lui injecta 0 gr. 30 de calomel, et la malade était tuberculeuse.

Il cite cependant plus loin des expériences sur les lapins ; il leur injecta de 1 à 7 centigr. de calomel dans les muscles sans altérer leur santé.

Quant aux abcès, Smirnoff dit : (p. 79) qu'à l'hôpital, « jamais, après une injection de calomel dans les fesses, je n'ai vu l'abcès percer spontanément, et n'ai jamais non plus été forcé d'en faire l'incision. » Et plus loin, il ajoute que dans sa clientèle civile, il a eu un abcès pour une piqûre pratiquée dans une ancienne cicatrice.

Il se produit cependant des abcès du canal d'injection, mais qui ne communiquent pas avec le foyer de l'injection.

Ordinairement on n'observe après l'injection que du gonflement, de l'induration et de la douleur; tous ces phénomènes sont d'intensité très variable.

La dose que Smirnoff injecte en une seule fois est de 0 gr. 10 de calomel dans chaque fesse, — aux malades cachectiques, anémiques, ayant la bouche en mauvais état, il conseille de n'injecter que 0 gr. 10 à la fois. Quant aux femmes enceintes, il croit qu'elles supportent le mercure mieux que les autres, — pour les enfants de 0 à 2 ans, il injecte de 0 gr. 024 milligr. à 36 milligr. de calomel ; au-dessus de cet âge jusqu'à 9 ans, il injecte 0.06 à 0.07 centig.

Viennent ensuite plusieurs observations de malades guéris par les injections, après avoir été soignés en vain par les frictions, et il conclut à l'efficacité plus grande des injections dans les cas de syphilis secondaire.

Se basant ensuite sur 113 cas de syphilis tertiaire traités par les injections de calomel, il dit : « De tous les traite-« ments par le mercure, de la syphilis tertiaire, le plus effi-« cace à la fois et le moins incommodant pour le malade, « ce sont les injections de calomel. Il n'y a qu'une contre-« indication, c'est les périostites déjà traitées suffisamment « par le mercure. »

A dater de Smirnoff, le nombre des auteurs qui essayent les injections hypodermiques est considérable, surtout en Allemagne.

Jullien fit connaître la méthode dans un article inséré dans les *Annales de derm. et de syph.* (1884); et plus tard, dans la 2me édition de son traité, il engagea vivement les médecins à essayer sa méthode.

Lundberg, de Stockholm, essaye consciencieusement la

méthode de Smirnoff en suivant point pour point toutes ses
indications. Sur 137 injections, il y a 4 abcès (3 chez des
femmes, 1 chez un ,homme). Le pus s'amasse parfois en
assez grande quantité pour qu'on puisse sentir la fluctuation, quoique la résorption puisse se faire sans que
l'abcès crève ou soit ouvert. La stomatite peut être le
plus souvent évitée par les soins attentifs de la bouche. Quant
à l'effet thérapeutique, les injections de calomel assurent
très rapidement la disparition des symptômes dans les deux
premières périodes de la maladie.

Watrasewski, Soffiantini, Kopp, ne font que confirmer les
résultats de Smirnoff (1885), et n'ont que peu ou pas d'abcès.

Ce fut Neisser, qui le premier en Allemagne, employa en
grand la méthode de Smirnoff. 1° il injecta la préparation
suivante :

Calomel............................... } aa ...	5 gr.
Chlorure de sodium................... }	
Mucilage de gomme arabique................	2 gr.
Eau distillée................................	50 gr.

Le chlorure de sodium aurait pour effet de maintenir le
calomel en suspension et de produire de petites quantités de
sublimé qui détruit les micro-organismes.

2° Il fait, tous les quinze jours, deux injections simultanées
de 4 à 6 centigr. dans le tissu cellulaire et jamais dans
le muscle.

3° Les injections de calomel sont, avec les frictions, la
méthode de traitement la plus efficace et la plus énergique
de la syphilis.

L'auteur emploie les injections :

1° Comme premier traitement de la syphilis;

2° Dans les récidives graves de la période précoce et des périodes tardives;

3° Pour les cures énergiques, suivant la méthode de Fournier.

L'auteur a eu 31 abcès se repartissant sur 25 malades pour 717 injections. La stomatite était assez fréquente et ne s'observait que plusieurs semaines après la *dernière* injection. On peut se demander si elle tient à l'accumulation du mercure ou à l'absence des soins de propreté de la bouche après la fin de la cure.

Au commencement de 1886, Kopp et Chotzen publient les résultats qu'ils ont obtenus avec les injections de calomel. Ils ont constaté que les femmes sont plus disposées que les hommes aux abcès et à la stomatite — Les abcès, selon la remarque de Neisser, ne contiennent pas de micro-organismes, la réaction qui se produit est simplement une nécrose. La stomatite se déclara le plus souvent après la sortie des malades qui étaient renvoyés après la dernière injection; une fois hors de l'hôpital, il est probable que les malades ne prenaient pas un soin suffisant de leur bouche. Sur 233 malades, il fut fait 1,526 injections, il y eut 72 abcès, 38 récidives, 15 stomatites (10 H. 28 F.), 32 fois des douleurs violentes (7 H. 25 F.).

Les résultats furent surtout brillants dans les cas d'iritis spécifique, un seul cas se montra rebelle au traitement : 16 à 24 heures après l'injection, on trouva du mercure dans les urinés.

Le liquide injecté fut le suivant : quatre injections d'une seringue.

Calomel...................................... .... 5 gr.
Chlorure de sodium...... .... 1 gr. 25
Eau distillée............................... 50 gr.

Au début ils employaient une quantité égale de calomel et de sel, mais les douleurs étaient plus violentes.

Vatraszewski, après avoir rappelé ses essais antérieurs datant de 1884, étudie l'action locale et générale du calomel. Comme action locale, le calomel produit de grands noyaux d'induration et quelquefois des abcès. Après de nombreux essais sur différents composés mercuriels, il s'est arrêté à l'oxyde jaune, moins irritant et possédant des effets thérapeutiques plus puissants que le calomel. — La douleur, lorsqu'elle se produit, commence vingt-quatre heures après l'injection et dure quelques jours. Les infiltrations qui se produisent se transforment rapidement en nodi indolores, et enfin il n'a jamais constaté d'abcès après une injection d'oxyde jaune.

La formule de l'auteur est :

Oxyde jaune. . . . . 1 gr.
Gomme arabique.. . . . . . 0 25
Eau dist. . . . . 30 gr.

La seringue ordinaire de Pravaz contient, à la température ordinaire, environ 4 centigr. d'oxyde jaune. Ce mélange est préférable à ceux contenant une plus grande quantité de mercure, il produit moins de réaction locale et a moins d'action sur les gencives. Trois à cinq injections de 0 gr. 04 suffisent pour faire disparaître les accidents.

Dans l'urine on trouve à peine des traces de mercure vingt-quatre heures après la première injection. La quantité de mercure augmente rapidement, arrive à un maximum qui dure pendant tout le traitement et décroît ensuite. Trois semaines après l'injection, on trouve encore du mercure dans l'urine.

Pour faire l'injection, on monte l'aiguille sur la seringue, on enfonce l'aiguille entière d'un coup sec et on vide peu à peu la seringue. On appuie alors le doigt sur la piqûre pour empêcher la pénétration de l'oxyde jaune dans le canal de l'injection. Tout autre massage est nuisible; la première injection est la plus douloureuse. Les injections les moins sensibles sont celles qui sont faites dans une région où l'on a déjà fait une injection quelque temps auparavant. L'auteur, par sa méthode, a traité des ouvriers qui ne quittaient pas leur atelier. Il recommande expressément de soigner la bouche et de la nettoyer soir et matin. Quant aux récidives, l'auteur n'y attache pas une grande importance et croit que le mercure « est un remède remarquable pour combattre les symptômes actuels de la syphilis, mais que, par contre, il est complètement sans action pour influencer l'infection dans sa nature. »

Schadeck injecte le mélange suivant :

<pre>
Oxyde jaune. . . . . 1 gr.
Gomme arabique. . . . . . . 1 gr. 25
Eau dist. . . . . 25 gr.
</pre>

Chaque seringue contient 4 centig. Il enfonce l'aiguille profondément dans la fesse « sous l'aponévrose. »

La réaction est insignifiante, la douleur peu intense; *une seule fois elle dura vingt-quatre heures.* Jamais d'abcès.

Une seule fois on observa, après la cinquième injection, une nodosité non douloureuse qui disparut rapidement.

Ce travail ne porte que sur douze malades.

C'est à cette époque que M. Balzer fit sa première communication à la Société de biologie, le 20 novembre 1886, il fit connaître le mélange dont il se servait :

Huile de vaseline.............. 15 gr. »
Calomel........................ 1 gr. 5

Jusqu'à cet époque, Neisser, Kopp et d'autres ne s'étaient jamais servi d'excipient huileux ou du moins n'avaient pas fait connaître leurs recherches.

Dans sa Clinique, Neisser, depuis le mois de juin 1886 (1), a fait remplacer l'injection habituelle par la suivante :

Calomel vapore parat......... 1 gr.
Ol. olivæ pur................ 10 gr.

Les abcès ont considérablement diminué et les injections sont moins douloureuses. De juin 1886 à février 1887, on a observé six abcès chez quatre malades. 225 injections avaient été pratiquées à 82 malades. Cela tient probablement à ce que l'huile fait diffuser le calomel et en retarde l'absorption, de sorte que les réactions sont moins vives et ont lieu sur une plus grande étendue.

Le 11 mars 1887, M. Balzer fait à la Société des hôpitaux

____

(1) HARTUNG. — Ueber die Neisser'schen Kalomel Cl. injectionen. *Deutsch. med. Voch. 1887*, n° 16.

une communication sur les injections de calomel et d'oxyde jaune.

Il indique la technique opératoire, sur laquelle nous reviendrons. Les abcès sont assez nombreux à cette première période et on retrouve souvent du mercure dans le pus. Comme cause de l'abcès, on ne trouve que l'adiposité du sujet. Sur 107 injections il y a eu 15 abcès. La stomatite n'est survenue que deux fois. La méthode est très efficace pour les accidents secondaires. Pour les accidents tertiaires, le traitement employé a toujours été le traitement mixte. Les résultats ont été bons, mais on ne peut pas faire la part de ce qui revient au mercure et de ce qui revient à l'iodure de potassium. La méthode Scarenzio-Smirnoff est un vrai progrès. Elle peut s'accorder avec la méthode des traitements successifs du professeur Fournier.

Dans la séance de la Société des hôpitaux du 25 mars 1887, M. Besnier expose les résultats qu'il a obtenus par les injections hypodermiques de calomel et d'oxyde jaune.

Il décrit minutieusement la technique opératoire, il enfonce dans la fesse la canule isolée, pour ne pas faire l'injection dans un vaisseau. L'injection doit être poussée dans le tissu musculaire. Il reproche aux injections d'être douloureuses, de causer des abcès, surtout chez les femmes, et quelquefois de faire disparaître, comme par enchantement, les malades qui auparavant affluaient dans le service. Mais aucun accident grave n'est à redouter.

Action anti-syphilitique — 0 gr. 40 de calomel ne donnent que 23 centigrammes de sublimé — et même, en admettant qu'il s'en produise davantage, on n'aurait au maximum qu'un milligr. de merc. par jour et par an, dose insuffisante pour guérir la vérole. Les injections de mercure font disparaître les accidents présents, mais toutes les préparations mercurielles les font disparaître aussi rapidement; les accidents secondaires néoplasiques, les syphilides lenticulaires résistent au traitement. L'adénopathie générale persiste — preuve indéniable de la persistance de l'infection générale. Les récidives sont aussi fréquentes avec ce procédé qu'avec les autres. Un malade reçoit 38 centig. de calomel, du 21 décembre au 18 janvier; le 18 février ce malade, guéri de ces accidents, est atteint d'une syphilis méningée qui ne cède qu'à l'iodure de potassium.

En résumé, les injections hypodermiques de sels insolubles ont une action curative certaine sur les manifestations exanthématiques de la syphilis secondaire et sur certaines lésions de la syphilis tertiaire. Le calomel est plus actif que l'oxyde jaune, mais est plus douloureux.

Elles assurent l'absorption du médicament, mais les malades ne reviendront pas chercher leur piqûre à la date fixée. Les malades de la ville préféreront toujours un traitement moins inoffensif et plus discret. La méthode n'est indiquée que pour les sujets à intolérance digestive et pour les déterminations de la syphilis rebelles aux procédés ordinaires.

La prédisposition de certains sujets à la syphilis cérébrale, l'alcoolisme, un âge avancé, sont des contre-indications formelles. Dans les affections oculaires, l'infériorité des injections de calomel est notoire. Dans les cas où on doit agir vite et énergiquement, ce serait perdre son temps que de recourir aux injections mercurielles insolubles. De plus, avec cette méthode, tous les syphilitiques sont traités de la même manière. Il est plus médical de garder en main la clef du traitement que le médecin ne saurait trop attentivement surveiller.

Le Dr Brocq, dans un long article, reproduit les arguments de M. Besnier, et ne croit pas que jamais la méthode Scarenzio-Smirnoff-Balzer puisse devenir une méthode usuelle.

Guelpa, au contraire, la considère comme une méthode excellente.

En Allemagne les travaux sont très nombreux.

Krecke emploie la formule suivante (1) :

<pre>
Calomel.............................⟩
                                    ⟩ aa   5 gr.
Chlorure de sodium ....⟩
Eau distillée...........................   50 gr.
</pre>

Injecter une seringue de Pravaz tous les cinq à six jours dans la région de la fesse.

Il traite 32 malades par 171 injections et a 21 abcès.

Le traitement par les injections est plus énergique que celui par les frictions. On doit toujours prévenir les malades des inconvénients du traitement.

Kopp (2), dans le même numéro, compare le traitement des injections avec les autres. Les frictions sont malpropres, amènent facilement la stomatite, irritent la peau, etc.

(1) Krecke. — Zur Behandlung der syphilis mit subcutanen, calomel, injections, in *Munchenn medicinische Wochenschrift*, n° 6, 8 février 1887.

(2) Kopp. — Ueber die behandlung der syphilis mit Calomel injections. *Munch. med. Voch*, 8 février 1887.

La médication interne est très commode, mais laisse beaucoup à désirer, au point de vue de l'exactitude et de l'efficacité thérapeutique, et elle offense presque toujours les voies digestives. Il injecte un mélange à 10 % de calomel et d'huile dans les muscles de la fesse et même dans le deltoïde. L'injection est suivie d'un léger massage. Il n'y a jamais eu d'abcès par les injections d'huile de calomel, la douleur ne se produit que deux à trois jours après l'injection et n'a jamais été très violente. Il n'a jamais observé les infiltrations diffuses et douloureuses que produit le sublimé.

Une légère stomatite ne doit jamais empêcher de continuer le traitement. L'effet thérapeutique est au moins équivalent à celui d'un traitement par les frictions. Les exanthèmes papuleux étendus, les iritis séreux et plastiques disparaissent plus vite qu'avec aucun autre traitement. La meilleure manière de faire les injections est d'injecter le calomel en suspension dans l'huile, comme l'a fait Neisseri à la Clinique de Breslau, pour la première fois.

Krecke, dans un nouvel article, donne les résultats obtenus avec l'oxyde jaune, d'après les deux formules (1).

Oxyde jaune 1
Eau distillée 30

Oxyde jaune 1,5
Eau distillée . . . . 30.

Il n'y a pas eu de différence entre les deux injections.

(1) Krecke. Zur Behandlung der syphilis mit subcutanen injectionen von hydrargyrum flavum. *Munch. med. voch.* n° 39, 27 septembre 1887.

Il n'y à pas eu un seul abcès sur 143 injections, la douleur produite par l'injection a été variable. Certains malades n'ont rien ressenti, d'autres ont eu à supporter des douleurs intolérables, et ont demandé énergiquement à ne plus être traités par cette méthode. Il n'a pas observé de stomatites graves, mais seulement un cas d'hydrargyrose localisée du pharynx.

Les injections d'oxyde jaune sont un peu moins efficaces que les frictions et que les injections de calomel. Elles sont très commodes à appliquer et ne produisent jamais de phénomènes locaux ou généraux qui puissent troubler l'organisme.

Reinhart a pratiqué des injections de calomel en suspension dans l'huile : chez 30 syphilitiques, 104 injections. (Un abcès du foyer, 4 abcès du trajet de la piqûre.)

21 syphilitiques secondaires ont reçu 4 à 5 injections.

L'injection a été faite dans le muscle — la stomatite a été fréquente.

Petersen a pratiqué 256 injections à 165 syphilitiques. Le résultat des injections a été excellent. Une à quatre injections étaient nécessaires pour faire cesser les accidents.

Kuhn a fait des injections de calomel à 42 malades. A 43 autres il a fait des injections d'oxyde jaune. L'oxyde jaune est un peu inférieur au calomel.

Rosenthal emploie l'oxyde jaune en suspension dans l'huile d'olive ou d'amande, il fait trois à cinq injections de 3 à 7 centigr., une tous les huit jours. Elles sont faites dans le muscle, les accidents ont rapidement disparu. L'oxyde jaune vaut le calomel et vient immédiatement après les frictions comme traitement actif de la syphilis.

Ledermann constate que la méthode des injections mercurielles est désormais entrée dans la pratique. Les préparations insolubles sont absorbées lentement et leur action est plus durable. Le calomel et l'oxyde jaune sont les sels insolu bles dont on doit se servir de préférence.

Dehio a employé le calomel en suspension dans la glycérine; il a eu des abcès, l'effet curatif a cependant été remarquable. Les abcès récidivent chez les individus qui en ont eu au moment des injections antérieures.

Welander a traité 42 cas de syphilis à différentes périodes. Tous les dix jours en moyenne, il injecte 0 gr. 10 de calomel. Le traitement a des effets rapides sur le chancre et sur les éruptions légères érythémateuses, qui cèdent à la première ou à la seconde injection; mêmes résultats pour les syphilides papuleuses, papulo-pustuleuses, et les gommes. Pour ces derniers accidents, il a quelquefois dû donner l'iodure de potassium. Les récidives sont aussi fréquentes qu'avec les autres méthodes. Les abcès sont rares, sans gravité, plus fréquents chez la femme. Le pus ne contient pas de microbes, mais on y voit des granulations de mercure. (11 stomatites : 7 légères chez les hommes, 4 plus intenses chez les femmes.)

Le mercure paraît dans l'urine, du quatrième au douzième jour, mais lorsque l'élimination est arrivée à sa période la plus active. La quantité de mercure que l'on trouve dans l'urine est plus grande qu'avec toute autre méthode. On en retrouve en quantité importante 30, 40 jours après la dernière injection; on en trouve des traces 132 jours après. La méthode est simple, commode, un grand avenir lui est réservé.

Zeissl a employé les peptones mercuriques et le calomel; en dernier lieu il s'est servi du tannate de mercure en suspension dans l'huile de vaseline (2 %); la réaction locale est peu intense, 2 injections suffisent pour faire disparaître les accidents.

Schwimmer passe en revue les diverses préparations qu'on peut injecter sous la peau :

1° Le sublimé, associé au chlorure de sodium, donne de très bons résultats ; 2° des peptones mercuriques sont des préparations instables; 3° le formiamide de mercure a une faible action thérapeutique; 4° il n'a pas employé les composés de mercure avec le glycocole, l'urée, le sérum du sang (Bockart), etc.

CALOMEL. La méthode Scarenzio - Smirnoff est une bonne méthode. L'abcès est dû probablement à l'action chimique du calomel. Il cite les perfectionnements que Balzer a apportés à la technique opératoire. Les récidives et la stomatite ne sont pas rares.

L'oxyde jaune est préférable au calomel; il cause moins d'accidents locaux.

En se résumant, il donne la préférence aux injections de sels solubles, tout en reconnaissant une grande énergie aux sels insolubles.

En France, ces derniers temps, ce sont surtout les médecins de marine qui s'occupent des injections de calomel. Galliot, professeur à l'école de Brest, donne ses résultats : 450 injections chez plus de 100 malades n'ont pas donné un abcès; il a modifié légèrement le procédé de Smirnoff et fait l'injection à trois travers de doigt en arrière et quatre au-dessus de la tête du trochanter. Les injections ont été faites par la méthode Balzer ; les résultats ont été excellents.

Le Ray publie les résultats obtenus sur plus de 100 syphilitiques traités sans abcès dans le service de Galliot. Le traitement fait rapidement disparaître les accidents ; les dépenses hospitalières sont considérablement abaissées. La méthode Scarenzio-Smirnoff-Balzer est appelée à rendre de grands services dans les centres maritimes.

Caire cite plusieurs observations d'accidents syphilitiques ayant résisté au traitement ordinaire et qui ont disparu rapidement par les injections de calomel. Il considère les injections de calomel comme une méthode très active ; l'huile de vaseline constitue le meilleur véhicule.

On a renouvelé, dans ces derniers temps, des tentatives de traitement de la syphilis par les injections hypodermiques de mercure métallique. Luton (1), le premier, paraît avoir fait des injections de mercure métallique pur sur l'homme et les animaux ; il remarqua que le mercure injecté dans le tissu musculaire était absorbé, tandis que si on le déposait dans le tissu cellulaire il n'était pas attaqué. — Il conseille de ne pas employer plus d'un gram. (1 gr.) de mercure métallique à la fois.

Furbringer (2) dès 1879 injecte 1 gr. et demi à 4 gr. de mercure pur dans le tissu cellulaire d'une malade, il n'y eut pas de réaction locale en général, un seul abcès ; on ne trouva pas de mercure dans l'urine ; 11 et même 27 jours

---

(1) Luton. — Des milieux hypodermiques. *Arch. gén. de médecine*, nov. 1882, p. 556 et *Association française pour l'avancement des sciences*. Grenoble, 1885.

(2) *Deutsch. archiv. fur Klin. medicini*. XXIV Helft, 2, p. 129. 1879.

après l'injection, on a pu expulser le mercure, soit par l'orifice d'injection, soit par un autre orifice.

Les injections massées donnent les mêmes résultats.

Le mercure en suspension dans un mélange de glycérine et de gomme arabique est absorbé; une seringue renferme 0 gr. 10 de mercure. Il injecte 1/2 ou 3/4 de la seringue tous les quinze jours, les injections sont indolores dans la moitié des cas, les effets thérapeutiques sont faibles.

Lang, en 1886, injecte dans les tissus un mélange d'huile, de graisse et de mercure (huile grise) ; chaque centimètre cube contient environ 23 centigr. de mercure métallique, correspondant à 31 centigr. de sublimé — il injecte de 1 à 3 dixièmes de centimètre cube, en moyenne il faut deux injections par semaine, de 2/10 de centimètre cube.

Dernièrement Lang a modifié sa formule.

Mercure métallique ....⎫
Lanoline................................⎬ aa 3 parties .....
Huile d'olive........................... 4 parties......

L'expérience lui a montré que de très petites quantités de ce mélange exercent une action puissante sur les manifestations antisyphilitiques. On injecte tous les 5 à 8 jours (1) un dixième à un dixième et demi de centimètre cube, et on continue jusqu'à ce qu'on ait injecté une quantité totale de 1 1/2 à 2 centimètres cubes d'huile grise, ces injections sont très bien supportées; le lendemain il y a une petite infiltration avec sensibilité à la pression.

Lang à obtenu de très bons résultats dans les cas de syphilis cérébrale.

(1) *Bulletin médical* dit : « 10 à 15 centim. cubes »; c'est évidemment une faute d'impression.

CHAPITRE II

TECHNIQUE OPÉRATOIRE

L'agent actif. — On a injecté sous la peau de nombreuses préparations mercurielles insolubles, le calomel, l'oxyde jaune de mercure, l'oxyde noir, le mercure métallique. Les seuls qui soient restés dans la pratique sont le calomel, l'oxyde jaune. Le mercure métallique est de nouveau à l'essai.

Le calomel, employé par Scarenzio, Smirnoff, Balzer, est le calomel à la vapeur; le calomel préparé par voie humide a l'inconvénient de former des grumeaux qui obstruent l'aiguille de la seringue. Le calomel à la vapeur doit être porphyrisé, lavé à l'alcool bouillant et desséché à l'étuve.

L'oxyde jaune doit également être porphyrisé, lavé, desséché.

Le mercure métallique doit être parfaitement pur.

Le véhicule. — On a employé comme véhicules destinés à tenir en suspension les sels de mercure, la glycérine, l'eau gommeuse, une solution de chlorure de sodium, l'huile de vaseline, l'huile d'olive.

La glycérine a l'inconvénient d'être irritante.

La solution de chlorure de sodium, employée surtout par

Neisser (1), a l'inconvénient d'être douloureuse, ainsi que le reconnaît Kopp.

L'eau gommeuse est un bon véhicule dont Watrazestki n'a pas abandonné l'usage.

Mais ce sont les huiles et particulièrement l'huile de vaseline qui sont actuellement employées par la majorité des praticiens.

M. le D\u02b3 Balzer emploie l'huile de vaseline depuis le mois d'août 1886.

Neisser a employé l'huile d'olive, en juillet 1886, mais il n'a pas paru y attacher grande importance, et ce n'est qu'après que M. Balzer a eu fait sa communication à la société de biologie, que Hartung (1) et Kopp ont fait connaître les formules de Neisser.

L'huile de vaseline, huile minérale lourde, d'après Adrian (2), est connue sous les noms multiples de paraffine liquide, vaseline liquide, huile de vaseline, oléo-naphtine, neutraline, caucasine, huile lourde, huile russe, pétrobaseline; ce produit figure dans la pharmacopée allemande (1882) sous le nom de *paraffinum liquidum*. Ce nom, ainsi que celui de l'huile de vaseline est mauvais, le premier, parce que l'huile lourde ne contient pas de paraffine, le deuxième, parce que l'huile de vaseline désigne un autre produit ; les autres noms sont des marques de commerce. Le nom d'huile minérale lourde est connu dans le commerce, tandis que celui de vaseline liquide ne l'est pas.

(1) Ueber calomel injection. *Berlin, Klin, Voch.*, n° 41, p. 818, 7 septembre 1887.

(2) Adrian. Considérations pharmaceutiques sur l'emploi des huiles lourdes de pétrole en médecine. *Bulletin général de thérapeutique*, 15 avril 1887.

L'huile lourde, pour être médicinale, doit surtout être exempte de pétroles légers. Les produits d'origine américaine sont les plus impurs.

« En résumé, l'huile lourde minérale, pour être acceptée « comme propre aux usages médicaux, doit être incolore, « non fluorescente, inodore, insipide et parfaitement « neutre ; sa densité doit être comprise entre 875 et 890. « Chauffée à 50º, elle ne doit dégager aucune odeur de pé- « trole ; elle ne doit laisser passer aucun produit avant la « température de 360º centigrades. Elle ne doit ni se « troubler, ni se congeler à — 15º centigr. »

« Traitée à chaud par l'alcool, l'huile ne doit pas commu- « niquer de réactions acides à ce produit. Le battage avec « l'acide sulfurique, suivi du maintien au bain-marie « pendant 24 heures, avec agitations fréquentes, doit « seulement donner à l'huile une coloration légèrement « brune. »

L'huile minérale lourde est un produit inaltérable, n'irritant pas les tissus. On peut en effet en injecter un centimètre cube sous la peau, ainsi que l'a fait M. Balzer, sans déterminer aucune réaction inflammatoire, ni aucune douleur. L'huile injectée se résorbe, et l'on ne trouve, à l'endroit où on a fait l'injection, ni empâtement, ni nodus. Elle est donc complètement inoffensive pour les tissus.

L'huile est un peu moins rapidement absorbée que l'eau gommeuse, et, en enrobant le calomel ou l'oxyde jaune, elle retarde un peu leur absorption, et les phénomènes de réaction sont moins accusés.

L'huile de vaseline est un excellent véhicule, mais les autres huiles donnent également de très bons résultats.

L'injection employée à Lourcine se prépare suivant la formule :

Oxyde jaune lavé et porphyrisé......... 1 gr. 10
Huile de vaseline (huile minérale lourde). 10 cent. cubes.

Théoriquement, une seringue ordinaire de Pravaz devrait contenir 11 centigr. d'oxyde jaune. Mais il y a toujours une certaine perte évaluée empiriquement à 1 centigr. par seringue.

L'injection au calomel se prépare d'une manière analogue. L'injection au mercure métallique, huile grise de Lang, a déjà été donnée page 42.

Un centimètre cube d'huile grise, c'est-à-dire une seringue de Pravaz, contient 40 centigr. de mercure métallique.

Le mélange, préparé à l'avance, est enfermé dans un flacon bouché à l'émeri, et peut être conservé indéfiniment avec ses qualités premières, si on a soin de le préserver de la lumière. Le flacon ne doit pas être noir, ainsi que nous le verrons plus loin.

Lorsqu'on veut faire l'injection, on agite vivement le flacon de manière à rendre le mélange homogène. Le flacon étant en verre transparent, on voit aisément qu'on est arrivé à ce résultat quand il ne reste plus de dépôt au fond du flacon. On verse alors une certaine quantité du liquide dans une capsule lavée à l'eau bouillante. On la recouvre d'une cloche en verre, pour la mettre à l'abri de la poussière.

La seringue est une seringue ordinaire de Pravaz montée en caoutchouc; les montures en or ou en argent seraient attaquées par le mercure. Elle est parfaitement propre et a été lavée avec de l'eau phéniquée à 5 %. Les canules ont 3 centimètres de long au moins. Leur lumière a un diamètre un peu supérieur à celui des canules ordinaires. Sans cette précaution, elles seraient souvent obstruées par des dépôts d'oxyde jaune. Elles ont été lavées à l'alcool et sont parfaitement sèches. Il y a une canule pour chaque injection à pratiquer.

Le malade se couche sur le côté ou reste debout. Il faut que la cuisse soit dans le prolongement du tronc; on lave soigneusement à l'alcool la partie où l'on doit faire l'injection. On doit prévenir le malade qu'il ressentira une légère douleur au moment où l'on enfoncera l'aiguille, afin d'éviter les mouvements involontaires qui pourraient troubler l'opération.

L'injection. On découvre la capsule qui contient le mélange; on agite avec une baguette de verre flambée. On introduit dans la seringue la quantité de liquide qu'on veut injecter à ce moment; on enfonce d'un coup sec la canule dans la fesse du malade, à trois travers de doigt en arrière et au-dessus du grand trochanter (1), sans faire de pli à la peau. On a vu que Smirnoff assignait une limite assez étroite à la région tolérante; mais il est démontré que l'on peut faire hardiment l'injection sur une ligne horizontale passant à deux travers de doigts au-dessus du grand trochanter, à condition de ne pas trop se rapprocher des autres parties osseuses. Les injections faites sur cette ligne sont encore moins douloureuses que celles faites dans le sillon rétro-trochantérien; on peut simplifier encore, en disant comme

(1) Smirnoff et Galliot; à l'*Historique.*

M. Besnier, d'enfoncer hardiment toute l'aiguille dans la partie supérieure et externe de la cuisse. L'injection peut être faite dans le tissu musculaire ou dans le tissu cellulaire sous-cutané. L'injection intra-musculaire nous paraît préférable, comme étant moins douloureuse. De plus, le tissu musculaire paraît absorber plus facilement le mercure que le tissu cellulaire. Avec une aiguille de 3 centimètres, enfoncée verticalement jusqu'à l'armature, on arrive sûrement dans le muscle; si toutefois le malade est doué d'un embonpoint considérable, on déprimera un peu la peau en pressant sur l'armature de l'aiguille au moment où l'on fera l'injection.

. Notons ici que le professeur Fournier (cours 1887-1888) conseille de ne pas faire l'injection dans le muscle, de crainte qu'un phlegmon intra-musculaire ne se déclare et ne nécessite une véritable opération chirurgicale.

L'aiguille en place, on attend un instant, et si par hasard on est tombé dans un vaisseau, on en est averti en voyant une goutte de sang sourdre à l'orifice externe. Il faut pour cela que l'aiguille soit parfaitement sèche, ainsi que nous l'avons dit. Si cet accident arrive, on doit retirer l'aiguille et l'enfoncer à côté (1). Cette précaution nous paraît indispensable, ainsi qu'à MM. Besnier et Balzer.

(1) Sur une femme enceinte M. Balzer est tombé trois fois de suite dans un vaisseau. — Une autre fois, une femme a reçu une injection parfaitement tolérée, à ce point que la palpation ne dénotait aucune induration. On enfonce la canule et on voit sourdre à son extrémité un liquide sanguinolent analogue au pseudo-pus des abcès nécrosiques. Ce liquide, examiné au microscope, contenait très peu de globules blancs. Il contenait surtout des hématies et de grosses cellules granuleuses, analogues aux corpuscules de Glüge. — Ce fait montre bien l'utilité d'enfoncer séparément la canule, car sans cette précaution on aurait fait une nouvelle injection dans un ancien foyer.

En injectant dans les vaisseaux une poudre insoluble, on pourrait déterminer des accidents emboliques. Nous devons dire cependant que Watraszewsky n'use jamais de cette précaution et n'a jamais eu d'accidents.

La canule étant en place, on pousse *très lentement* le piston. L'injection faite, on pince la peau sur la canule que l'on retire vivement. On attend environ 30 secondes. Cette précaution a pour but d'empêcher le liquide de refluer dans le trajet de l'aiguille et de causer des abcès canaliculaires.; cette pression a encore pour effet d'empêcher toute hémorragie; si la pression a été insuffisante, on voit couler quelques gouttes de sang, il suffit d'exercer avec le doigt une légère pression sur la piqûre pour arrêter l'hémorragie.

Pour tout pansement on applique une rondelle d'emplâtre de Vigo.

Cet exposé peut paraître long et fastidieux, mais il nous a paru nécessaire d'indiquer de point en point la technique opératoire que nous avons vu employer à Lourcine et qui a permis de pratiquer journellement des injections, depuis un an, sans avoir un seul abcès.

CHAPITRE III

DES LÉSIONS PRODUITES PAR LE CA-
LOMEL ET L'OXYDE JAUNE DANS LES
TISSUS. — ABCÈS NÉCROSIQUES. —
ABSORPTION ET ÉLIMINATION DU
MERCURE.

Les injections hypodermiques des sels insolubles de mercure, suivant M. Balzer, produisent toujours une nécrose
plus ou moins étendue des tissus. Les foyers de nécrose peuvent ou bien se résorber, ou s'ouvrir à l'extérieur sous forme
d'abcès nécrosiques. Le pus de ces prétendus abcès ne
contient pas de micro-organismes. On n'a jamais réussi
à les voir au microscope, ni à les cultiver. (Neisser, Kopp et
Chotzen.)

On n'a que de rares occasions de constater *de visu* les
lésions produites par des injections non suivies d'abcès.

Smirnoff (Obs. VII), dans une observation intéressante à
plus d'un titre décrit macroscopiquement les lésions causées
par les injections. Le contenu n'était pas le pus phlegmoneux
ordinaire, mais Smirnoff ne fit aucune recherche sur la
nature de ces lésions. Luton (congrès de Grenoble, *loc. cit)*,
ayant pratiqué une injection de mercure métallique dans la
fesse d'un lapin, trouva, « quarante-un jours après, une sorte
« d'émulsion qui tend à se produire par un appel de leu-

« cocytes et qui apparaît sous forme d'un pus très concret
« emprisonnant les globulins de mercure.

« Le métal ainsi atténué est attaqué chimiquement avant
« d'entrer dans la circulation.

« N. B. — On pourrait aussi bien ici invoquer un phéno-
« mène de diapédèse amenant peu à peu le mercure dans
« les vaisseaux, mais alors pourquoi cette influence d'un
« milieu acide, car le tissu cellulaire est loin d'être aussi
« propre que le muscle à l'absorption du mercure métal-
« lique. »

Il est évident que la description de M. Luton doit être
rapportée à une nécrose avec dégénérescence graisseuse produite par l'action du mercure.

M. Balzer (1) a étudié avec soin les lésions produites par
les injections de calomel. (Obs. I.) Il croyait d'abord que
les lésions produites sur les tissus n'étaient pas constantes.

Dans *ses conférences professées à l'hôpital de Lourcine, 1888*, M. Balzer (2) a cité une nouvelle observation et
des expériences tendant à prouver que, contrairement à la
première opinion qu'il avait émise dans son travail, la
nécrose est fatale, mais d'étendue très variable.

Voici d'abord l'observation résumée :

Albr... (3) entre à l'hôpital pour une syphilis d'intensité

____

(1) BALZER. — Des accidents locaux déterminés par les injections de calomel
et d'oxyde jaune suivant la méthode de Scarenzio — communication faite à
la *Société des Hôpitaux*, le 22 avril 1887, et in *Gazette hebdomadaire de
médecine et de chirurgie*, 29 avril 1887, nᵒ 17.

(2) BALZER et KLUMPKE. — Recherches sur les lésions nécrosiques causées
par les injections sous-cutanées de préparations mercurielles insolubles.
(*Soc. de Biol.*, 7 juillet 1888.)

(3) Voyez la cinquième observation du 1ᵉʳ tableau.

moyenne. Elle était enceinte. On lui fait deux injections d'oxyde jaune, elle sort du service pour accoucher, salle Fracastor. Il se déclare un phlegmon du ligament large; incision, mort par accidents infectieux.

A l'autopsie, on trouve les deux foyers d'injection, l'un sous-cutané, l'autre intra-musculaire.

Le foyer sous-cutané se présentait comme une cavité arrondie renfermant un pus rougeâtre, à bords indurés, avec sclérose du tissu conjonctif.

La cavité du foyer intra-musculaire était dirigée dans le sens des fibres. Elle était entourée par le muscle un peu sclérosé et contenait une matière caséeuse; la lésion a paru peu étendue et peu intense. Les injections avaient été poussées lentement.

M. Balzer rappelle ensuite l'observation n⁰ I, et ajoute qu'on a trouvé par un examen plus approfondi les vaisseaux oblitérés autour des noyaux.

Les expériences entreprises en avril et mai 1887, sur des cobayes, par M. Balzer et Mlle Klumpke, interne du service, ont donné les mêmes résultats.

Dans la *première série d'expériences*, on injecta à des cobayes des doses massives de 2 centigr. 1/2 d'oxyde jaune. L'animal mourait 36 à 48 heures après l'injection, avec une colite hémorragique intense, commençant à la valvule iléo-cœcale et présentant son maximum dans le cœcum; on trouvait également des hémorragies du côté du foie, des canaux biliaires et des ganglions mésentériques; un peu d'albumine dans les urines. Au foyer de l'injection on ne trouvait plus que de l'huile et un tiers (1/3) environ du mercure injecté. L'absorption est donc très rapide et *elle est peut-être en-*

core plus rapide avec les autres véhicules. Les parois du foyer paraissent normales et ne présentent pas d'inflammation apparente.

Dans une *deuxième série d'expériences,* on injecte une faible dose, un centigr., ou même un peu plus, et on examine le foyer, 3 semaines, 1 mois, 2 mois après.

On a toujours trouvé un foyer de nécrose gros comme une petite lentille, composé de tissu conjonctif nécrosé et en voie de dégénérescence graisseuse ; à la périphérie du foyer les vaisseaux étaient oblitérés.

D'après ces observations et ces expériences, une nécrose limitée, avec dégénérescence graisseuse consécutive, *est donc inévitable.* Elle est due :

1° A l'action coagulante exercée par le sel mercuriel ;

2° A l'oblitération des vaisseaux périphériques.

Le plus souvent, les tissus nécrosés se résorbent graduellement. Dans l'observation I, on voit que plus les injections sont anciennes, plus les noyaux sont petits. De plus, journellement, des malades qui sont partis de l'hôpital avec un nodus assez volumineux, reviennent pour de nouveaux accidents, et il est difficile ou même parfois impossible de sentir aucune induration. On a également observé des abcès fluctuants, volumineux, qui se sont résorbés (p. 29).

En résumé, dans le processus d'absorption qui suit les injections, on peut distinguer trois phases :

1° Dans les premiers jours, il y a *transformation et absorption rapide des préparations mercurielles injectées ;* la preuve en est fournie, *cliniquement,* par *les douleurs* qui succèdent à l'injection, *expérimentalement,* par les empoisonnements rapides, *chimiquement*, par la recherche du mercure dans l'urine.

2° Bientôt l'absorption se ralentit ou même s'arrête par suite des lésions vasculaires : coagulation du sang, endovascularite oblitérante, d'où nécrose et dégénérescence graisseuse au centre du foyer d'injection.

3° Le résidu du mercure réduit finit par être absorbé à la longue ; on peut s'expliquer ainsi cette *hydrargyrurie prolongée* qui a été signalée par plusieurs observateurs (Welander).

La nécrose paraît donc *inévitable*, mais elle est ordinairement de peu d'étendue et peut se résorber rapidement. Quelquefois les liquides s'amassent dans le foyer, qui est le siège de petites hémorragies résultant des altérations et de la fragilité des vaisseaux : il y a de la fluctuation, puis la résorption s'opère. Dans d'autres cas, les liquides sont plus abondants il se forme une collection dont l'évacuation ne peut être évitée.

Abcès nécrosique. — Lorsque la collection s'ouvre à l'extérieur, soit naturellement, soit artificiellement, d'après M. Balzer, on trouve un *pseudo-pus* ou liquide hématico-purulent contenant beaucoup de globules rouges et très peu de leucocytes, de grandes cellules conjonctives en dégénérescence granulo-graisseuse, de la graisse en gouttelettes et en granulations, des gouttes d'huile, des cristaux d'acide gras, des granulations de mercure. La pile ne décèle d'ailleurs qu'une très petite quantité de mercure dans le liquide. On en retrouve de plus grandes quantités dans les lambeaux de tissu conjonctif qui s'éliminent, faits conformes aux observations anciennes. (Scarenzio et Ricordi, *loc. cit.*, p. 86.)

La cicatrice que laissaient ces abcès nécrosiques est très visible. Celles que nous avons vues sur d'anciennes malades sont larges comme une pièce de 50 centimes; la peau, en cet endroit, est déprimée, lisse, luisante, mais n'est jamais le siège d'aucune douleur.

Absorption et élimination du mercure. — D'après la théorie de Miahle, admise par la plupart des auteurs, le mercure, pour pénétrer dans l'économie, doit toujours se transformer en sublimé, et c'est sous cette forme qu'il pénètre dans le courant sanguin.

Mais d'autres auteurs, Rabuteau et surtout Merget de Bordeaux, soutiennent au contraire que, pour pénétrer dans l'économie, le mercure doit se trouver à l'état métallique. Les expériences de Luton, citées précédemment, paraissent fournir un certain appui à cette manière de voir, quoique l'auteur se rallie à la théorie de Miahle. Pour M. Balzer, la constatation du mercure réduit que l'on trouve sous forme de granulations dans les parois des foyers et dans les grumeaux de tissu conjonctif, vient à l'appui des idées professées par M. Merget sur l'absorption et la circulation du mercure dans l'économie. Il a pu faire constater, comme Scarenzio, que le pseudo-pus des abcès nécrosiques ne contient que des traces de mercure.

Nous ne pouvons que signaler ces faits sans insister longuement; il y a là une question de chimie biologique intéressante au plus haut point et qui appelle encore de nouvelles recherches.

L'absorption du mercure se fait très rapidement. Une démonstration directe est donnée par les expériences de Balzer, au chapitre précédent ; deux ou trois jours après l'injection, les deux tiers du mercure étaient absorbés.

On arrive aux mêmes conclusions, relativement à la rapidité de l'absorption, par l'analyse des urines. Exemple : les malades no 1 et 2, salle Goupil, et 9, 11, 40, 44, 48, salle Astruc, qui n'avaient jamais subi de traitement mercuriel, reçoivent une injection de 5 centigr. d'oxyde jaune dans le muscle fessier gauche, on recueille avec de grandes précautions l'urine émise pendant les vingt-quatre heures qui suivent immédiatement l'injection (1). M. Beausse, interne en pharmacie du service, analyse ces urines par la méthode de Witz et y trouve des quantités appréciables de mercure.

Pendant la durée du traitement, l'élimination paraît arriver rapidement à son maximum, ainsi que le montrent les travaux de l'École de Saint-Pétersbourg. Après la cessation du traitement, la quantité de mercure éliminé par les urines diminue progressivement. D'après certains auteurs, l'élimination continuerait pendant des mois après la dernière injection. Dans ces conditions, la quantité de mercure éliminé est si faible, qu'elle ne doit avoir aucune influence sur la syphilis (2). Disons toutefois que d'après les recherches

---

(1) A Lourcine, les malades prennent généralement des injections vaginales de biodure de mercure. Pour éviter les erreurs, les malades ci-dessus indiquées ne recevaient que des injections d'eau pure.

(2) Balzer et Klumpke. (De l'élimination du mercure par les urines pendant et après le traitement mercuriel.) *Revue de médecine*, 10 avril 1888, n° 4

de Welander, l'élimination du mercure par les urines se ferait pendant plus longtemps et dans des proportions plus considérables après les injections de préparations mercurielles insolubles, que dans la mercurialisation par les autres méthodes.

CHAPITRE IV

DES EFFETS PHYSIOLOGIQUES ET PATHOLOGIQUES LOCAUX ET GÉNÉRAUX PRODUITS PAR L'INJECTION

Nous n'avons étudié jusqu'à présent que les lésions produites par l'injection, nous allons passer en revue les effets physiologiques et pathologiques produits tant par la lésion locale que par l'absorption du mercure.

1° Effets locaux

Dans les premières heures qui suivent l'injection, les effets produits par le calomel et l'oxyde jaune sont à peu près nuls. Ce fait peut facilement s'expliquer. On sait en effet que le muscle à l'état normal est tout à fait insensible et qu'on peut le couper et le pincer sans produire aucun phénomène douloureux. De plus, comme on le sait, les nerfs qui se rendent aux muscles de la fesse arrivent par leur face profonde. L'injection ne peut donc blesser que des filets cutanés sans importance.

Après une injection de 0 gr. 05 d'oxyde jaune, nous avons presque toujours vu les phénomènes douloureux débuter au bout de 2 à 4 heures, rarement après 24 heures.

La douleur est très variable comme intensité. Quelquefois elle est presque nulle. En général elle est moyenne et n'empêche nullement les malades de marcher. La douleur est spontanée, et peut s'irradier dans le dos et dans la cuisse. Smirnoff (1) cite un cas de sciatique passagère, due probablement à une lésion d'un petit filet nerveux périphérique. La douleur est rarement intense, et par an on ne voit pas à Lourcine deux femmes refusant une seconde injection.

La douleur spontanée persiste pendant 24 ou 48 heures en général, puis elle disparaît. Le lieu de l'injection peut rester sensible à la pression pendant quelques jours. Notons, comme faits excessivement rares, le cas de deux femmes qui ressentaient encore des douleurs, peu intenses il est vrai, un an après l'injection. — Les douleurs paraissent coïncider avec les phénomènes nécrosiques produits par l'injection.

Ces phénomènes douloureux sont accompagnés de symptômes objectifs. A la palpation, on sent un nodus plus ou moins profond, dont le volume varie de celui d'une noisette à celui d'une noix. — La peau de la fesse peut rester normale ou être rouge, chaude, œdématiée, mais tout ne tarde pas à disparaître. Voici quels sont en général les résultats de l'injection d'oxyde jaune.

D'après M. Balzer, le calomel aurait des effets identiques, les douleurs et la réaction commenceraient, comme pour l'oxyde jaune, deux à quatre heures après l'injection.

Comme nous l'avons dit, tous les symptômes, douleur, tuméfaction, etc., ne tardent pas à disparaître; c'est ainsi que les choses se passent naturellement. Autrefois il n'était pas rare de voir un abcès nécrosique se former et se faire jour à l'exté-

(1) *Loc. cit.,* p. 88.

rieur par le trajet de la canule. Lorsque cet abcès nécrosique
ne s'ouvrait pas spontanément et que la peau menaçait de
céder, on donnait issue à la collection par une simple
piqûre de lancette. Quelquefois l'abcès se vidait complètement et se cicatrisait.

Le plus souvent, le trop plein de l'abcès (un ou deux dés
à coudre) s'évacuait, l'ouverture se refermait et le reste de
la nécrose se résorbait. D'autrefois la poche se remplit, et
se vide deux ou trois fois, lorsqu'il y a des hémorragies dans
le foyer de l'injection.

Il ne faut jamais se hâter d'ouvrir un abcès nécrosique,
on en a vu se résorber qui contenaient probablement plusieurs onces de pus (1)

On ne doit surtout pas les confondre avec des phlegmons et
faire une incision cruciale, comme cela est malheureusement
arrivé dans un cas; une ponction suffit pour l'évacuation.

L'opinion de Scarenzio et Ricordi (2) qui n'ont guère
employé que le calomel, est tout à fait différente. — « Pen-
« dant l'opération, le malade ressent peu d'incommodité et
« seulement une légère sensation de brûlure qui s'évanouit
« promptement » et plus loin : « huit ou dix jours après l'o-
« pération, quelquefois plus tôt, commence une réaction locale
« en vertu de laquelle l'endroit où l'injection a été pratiquée
« devient un peu tuméfié et douloureux à la pression. »

Ces abcès peuvent ne pas être douloureux. Balzer cite le
fait d'une jeune fille qui, après une injection de calomel, se
balançait sur une corde suspendue entre deux arbres. La
corde avait laissé son empreinte sur la région injectée.

(1) SMIRNOFF. — *Loc. cit.*, p. 79.
(2) *Loc. cit.*, p. 83.

Les abcès sont incomparablement plus fréquents chez les femmes que chez les hommes. Les sujets gras y sont plus disposés que les sujets maigres. — Dans ces cas, l'épaisseur de la couche adipeuse est telle que la pointe de l'aiguille y reste engagée, et n'arrive même pas à l'aponévrose. Le tissu adipeux étant superficiel et peu résistant, la nécrose se fait dans une plus grande étendue et s'ouvre plus facilement à l'extérieur.

Notons également que les strumeux sont très disposés aux abcès et qu'il est commun de voir des cicatrices d'un abcès en même temps que des cicatrices de scrofule ; presque tous les abcès nécrosiques observés dans le service de M. Balzer l'ont été chez des femmes strumeuses ou d'apparence lymphatique. Un âge avancé prédispose également aux abcès.

Pour éviter les abcès, pour réduire la douleur au minimum, on doit conseiller au malade de se reposer quelques heures après l'injection.

Cependant Watraszewski (*loc. cit.*) a soigné des ouvriers qui se rendaient immédiatement à leur ouvrage après l'injection. A l'hôpital de Lourcine, malgré les recommandations qu'on leur fait, les malades ne restent jamais couchées. Elles frottent le parquet et se livrent aux mêmes travaux que les autres malades, et jamais depuis un an on n'a observé d'abcès. Si la réaction est trop intense, il suffit d'appliquer des compresses d'eau fraîche ou de la glace, et la douleur et l'inflammation disparaissent bientôt.

Nous avons remarqué, comme Watraszewski, que la première injection est toujours beaucoup plus douloureuse que les autres. (Obs. II.)

Lorsque les abcès sont formés, ils s'évacuent et se cicatrisent très rapidement.

Jamais il n'y a de complications d'aucune sorte, ni lym-
phangite, ni adénite, ni erysipèle, etc... La marche et le pro-
nostic des abcès nécrosiques sont des plus bénins.

Effets généraux

D'après Smirnoff (*loc. cit.* p. 89), on peut observer après
l'injection un léger malaise passager, nous n'avons jamais
rien observé de pareil.

L'accident qu'on observe le plus souvent est *la stomatite*.
Elle est de beaucoup plus fréquente chez les femmes que
chez les hommes. Le fait est admis par tout le monde.

A l'appui de ce fait, nous rappellerons que Caire et Leray,
qui ont traité des marins, n'ont pas observé de stomatites
intenses. Leurs malades cependant devaient continuer à fumer,
tandis qu'à Lourcine les malades ont souvent des stomatites,
si on ne surveille pas spécialement leur bouche ; certains
sujets y sont aussi plus prédisposés que d'autres et ont une
stomatite pour une simple cautérisation au nitrate acide
de mercure. Suivant Balzer, peut-être pourrait-on expliquer
et relier ces faits entre eux, en remarquant que les sujets
dont les fonctions éliminatrices sont peu actives, sont prédisposés aux stomatites mercurielles. Les femmes qui éliminent
moins bien que les hommes, rentreraient dans cette règle.

On peut citer à l'appui de cette thèse les faits suivants :

1o Les albuminuriques auxquels on administre le mercure sans précaution ont des stomatites intenses, il est donc
nécessaire de toujours examiner les urines d'un malade
avant de lui administrer du mercure. *L'albuminurie est une*

contre-indication formelle à l'emploi des injections, à moins qu'on ne puisse reconnaître qu'elle est d'origine syphilitique, et même dans ce cas, il sera plus prudent de recourir à la méthode de mercurialisation par ingestion.

2o Les tuberculeux, les cachectiques, sont très sujets à la salivation et à la stomatite; ainsi la malade de Smirnoff, dont nous relatons l'autopsie (Obs. VII), et qui mourut d'une stomatite gangreneuse, était tuberculeuse.

Dans le même ordre d'idée on a cité le défaut de ventilation. Nous ne pouvons guère nous en rendre compte en France. Mais Smirnoff, qui observait dans un pays froid où les fenêtres sont hermétiquement closes en hiver, a vu les stomatites cesser à peu près complètement dans son service, lorsque la température permettait d'aérer largement les salles (1).

On trouve encore comme cause prédisposante d'une importance capitale, une bouche en mauvais état, une gingivite préexistante, des dents cariées et chargées de tartre. Aussi est-il toujours nécessaire, avant de commencer le traitement mercuriel, de s'assurer de l'état de la cavité buccale.

S'il n'est pas satisfaisant, il faut d'abord l'améliorer avant de donner du mercure.

De cette manière, on évitera un grand nombre de stomatites. Il est tout à fait regrettable qu'un dentiste ne soit pas attaché aux hôpitaux de vénériens : cette mesure permettrait de traiter énergiquement un grand nombre de malades auxquels on ne peut actuellement prescrire qu'un traitement insuffisant.

La stomatite se produit quelquefois dans des conditions

(1) Smirnoff. *Loc. cit.,* p. 91.

bizarres. Neisser a observé de nombreuses stomatites survenant plusieurs semaines après la dernière injection : « On « peut se demander, dit-il, si la stomatite est le résultat de « l'accumulation du mercure due à la somme des injections, « ou si elle tient à l'absence des soins de propreté de la « bouche lorsque le malade est sorti de l'hôpital. — Mais en « tout cas ce fait démontre que le mercure exerce pendant « longtemps son action sur l'organisme. »

M. Balzer a observé l'année passée un fait semblable. La malade avait reçu trois injections. Elle sort quinze jours après la dernière; et cinq jours après, c'est-à-dire trois semaines après la dernière injection, elle revient à l'hôpital avec une stomatite intense.

Lorsque la stomatite est déclarée, le meilleur traitement consiste en irrigations continues de la bouche pendant deux heures, deux fois par jour, avec un liquide antiseptique (solution Boriquée à 4 $^o/_o$); les symptômes s'amendent rapidement.

De Renzi prétend avoir eu de bons résultats en faisant des lavages de la bouche avec une solution de sublimé à 1/5000, ce qui tendrait à prouver que la stomatite mercurielle est au moins autant d'origine parasitaire que d'origine mercurielle.

On peut aussi employer avantageusement des attouchements à la teinture d'iode, ou à l'acide chromique au 1/15e ou au 1/20e.

Enfin il vaut mieux prévenir la stomatite que la traiter. Pour cela, matin et soir et après chaque repas, le malade doit se brosser les dents et les nettoyer avec une poudre contenant parties égales de chlorate de potasse et de poudre de quinquina, et se laver soigneusement la bouche avec une solution de chlorate de potasse ou d'acide borique. Depuis que les malades du service ont été munies de brosses à dent, les stomatites ont à peu près disparu.

Notons en terminant que jamais, en France, on n'a observé ces stomatites gangréneuses qui, à la suite d'injections de 0 gr. 20 de calomel, ont causé la mort du malade.

Comme complications rares, citons les entéro-dysentérites mortelles observées par Smirnoff (Obs. VIII) et les diarrhées beaucoup plus fréquentes ; ces accidents sont rares et sont tout à fait comparables aux colites hémorragiques, déterminées par M. Balzer sur les cochons d'Inde auxquels il injecte des doses massives de calomel ou d'oxyde jaune.

On voit que les accidents vraiment graves produits par les injections tiennent non pas à l'injection elle-même, mais à l'absorption mercurielle. En tenant compte des contre-indications qui ont été indiquées plus haut, en veillant rigoureusement sur l'hygiène de la bouche, on est à peu près certain d'éviter la stomatite.

Quant aux lésions nécrosiques, elles seront réduites à un minimum qui n'offre plus grand inconvénient, si l'on ne dépasse pas les doses moyennes de quatre à sept centigr. de calomel ou d'oxyde jaune. Elles ne sont pas une contre-indication à leur emploi, mais elles nous obligent à n'injecter que des doses peu élevées.

CHAPITRE V

ACTION THÉRAPEUTIQUE. — DES RÉCI-DIVES. — DIRECTION GÉNÉRALE DU TRAITEMENT.

Nous devons tout d'abord poser en principe le fait suivant :

Le mercure, bien absorbé, produit toujours les mêmes effets, qu'il soit administré par l'intestin, par la peau ou par injection hypodermique.

Avec les injections, on est sûr de faire absorber le médicament et l'action est toujours rapide et énergique. A ce dernier point de vue, le seul traitement qui puisse être comparé aux injections, est le traitement par les frictions. Les auteurs qui ont fait un parallèle entre les deux traitements, leur reconnaissent une efficacité et une énergie à peu près égale. Nous avons essayé de le faire dans le service, mais il a été impossible d'arriver à un résultat, étant données l'instabilité des malades et la difficulté d'apprécier les différents cas. Ce qu'on a cependant plusieurs fois constaté, c'est l'action certaine des injections dans les cas où les autres méthodes avaient échoué.

L'action sur le chancre est toujours rapide et satisfaisante. L'induration disparaît presque complètement et en peu de jours. (Voyez obs. XII.)

Les *exanthèmes secondaires* (*roséole ou éruptions papu-leuses*), même d'après l'avis de M. Besnier, sont vite effacés par la méthode de Scarenzio.

Les plaques muqueuses vulvaires disparaissent en général en deux semaines avec une ou deux injections. On trouve cependant des cas qui résistent : ce sont des plaques mu-queuses très indurées de la vulve et surtout de la gorge. Ajoutons que dans ces cas les autres traitements ne sont pas plus efficaces.

Parmi les éruptions secondaires rebelles, on a observé, surtout dans le service, les *syphilides papulo-lenticulaires* et les *syphilides papuleuses miliaires*.

Les accidents *secondo-tertiaires* et *tertiaires* ont été en général rapidement guéris par les injections, alors qu'un trai-tement mercuriel antérieur avait échoué. La malade de l'observation II (echtyma-ulcéré) avait été traitée sans succès par les pilules.

Nous pouvons également rapprocher de l'observation pré-cédente l'observation IV. Le malade avait subi un traitement mercuriel assez énergique. Du reste, Scarenzio, Smirnoff et d'autres auteurs ont constaté les bons effets des injections dans bon nombre d'observations d'accidents tertiaires. A Lourcine, il est plus difficile de se prononcer; les résultats ont été des plus satisfaisants, mais M. Balzer a toujours administré simultanément le mercure et l'iodure de potassium.

Les *affections oculaires* dans lesquelles, d'après M. Bes-nier, l'infériorité des injections de *calomel est notoire*, ont cependant souvent été guéries ou améliorées. La malade de l'observation V a été guérie de son iritis; il n'est resté que des adhérences qui ne relèvent pas du traitement anti-syphilitique. Magri, nous l'avons vu, a cité plusieurs cas d'iritis guéris par la méthode de Scarenzio. Leray (1) cite un cas d'iritis guéri par trois injections de calomel de 0 gr. 10. Nous sommes donc sur ce point d'un avis complètement opposé à celui du savant médecin de Saint-Louis. Aussi des accidents syphilitiques très graves ont été rapidement guéris par la méthode de Scarenzio, nous ne citerons à l'appui de ce dire que l'observation VI, qui est empruntée à Smirnoff.

La *syphilis cérébrale, les affections syphilitiques* de la moelle, sont rapidement guéries ou améliorées par les injections sous-cutanées d'huile grise (Lang). Scarenzio cite un cas de syphilis cérébrale guérie par sa méthode, et plus tard deux gommes également guéries. M. Balzer a cité également un cas favorable aux injections dans lequel il avait, il est vrai, prescrit concurremment l'iodure de potassium (Obs. X).

M. Besnier a cité un cas de syphilis cérébrale survenue après les injections de calomel (en tout 0,38 cgr.), et il accuse presque le traitement d'avoir été cause de cette grave manifestation. Ces faits cependant, sans être communs, ne sont pas très rares; quelque que soit le traitement employé, il y a des syphilis qui résistent au traitement le mieux dirigé.

Nous devons cependant reconnaître qu'on trouve dans les auteurs des cas qui guérissent par les frictions, après avoir été vainement traités par les injections.

Les nouveau-nés peuvent être également traités par la méthode hypodermique, mais le peu de cas que nous avons observés, ne nous permet pas de conclure.

(1) *Loc. cit.*, p. 85.

Des récidives. — Tous les auteurs citent le nombre de récidives qu'ils ont observées, ce qui nous paraît d'une importance minime, toutes ces récidives portant presque sur des accidents secondaires. En France, la méthode n'est pas appliquée depuis assez longtemps sur une assez vaste échelle, pour pouvoir seulement essayer d'ébaucher une statistique établissant si les accidents tertiaires sont plus rares ou plus fréquents avec cette méthode qu'avec les autres.

D'ailleurs, nous le repétons, que le mercure soit absorbé par voie intestinale, par voie cutanée ou par voie hypodermique, son action sur la vérole et sur les récidives en particulier doit être la même. Tout ce que nous pouvons dire, c'est que si les récidives se produisent après les injections comme après les autres méthodes, elles sont cependant en général reportées à des dates éloignées, et ont paru, en général, moins intenses que dans les cas traités par les autres méthodes.

Direction générale du traitement. — On ne peut donner sur la direction du traitement que des indications générales. Il est évident que dans les cas de syphilis grave, on devra faire des injections plus fortes ou plus nombreuses que dans les cas de syphilis bénignes.

En général, pour guérir les accidents secondaires, on est obligé de faire quatre injections de 0 gr. 10 de calomel ou six injections d'oxyde jaune. Ces injections se font à dix jours d'intervalle. Souvent il suffit de deux ou trois injections pour faire disparaître les symptômes syphilitiques, les plaques muqueuses en particulier. Les injections peuvent fort bien se prêter aux traitements successifs d'après la méthode du professeur Fournier. On peut faire, par exemple, la première année, 4 à 6 injections, qui produisent à peu près les mêmes effets que 120 pilules de Ricord. C'est-à-dire qu'elles font disparaître la série des premiers accidents secondaires qui succèdent au chancre.

Dans le traitement de la vérole, les injections surtout ont le grand avantage d'agir *sûrement et énergiquement* au début de la maladie. Or, d'après le professeur Fournier, c'est surtout au début de la vérole que l'on doit agir si l'on veut éviter les accidents tardifs. Il faut traiter vigoureusement la période secondaire, on aura ainsi plus de chances d'éviter ou tout au moins d'atténuer les accidents ultérieurs.

La seconde, la troisième et la quatrième année, le nombre des injections serait réduit à deux ou trois. On aurait ainsi en quatre ans un total de douze à quinze injections. Ces chiffres, comme on le voit, n'ont rien d'excessif ni d'impossible, surtout si l'on veut bien se rappeler avec quelle énergie les traitements de ce genre sont appliqués à l'étranger. Nous sommes loin des doses maximum prescrites par les auteurs russes et polonais. Mais il faut reconnaître, en ce qui concerne les traitements prolongés, que l'avantage reste aux autres méthodes de mercurialisation, qui doivent être préférées aux méthodes d'injection.

Appendice. — *Injections diverses : borate de mercure; mercure-phénol-calomel; huile grise.* — Nous devons dire maintenant quelques mots touchant divers composés mercuriels qui ont été mis à l'essai à l'hôpital de Lourcine.

Borate de mercure. — Sur le conseil de M. Portes, pharmacien en chef de l'hôpital de Lourcine, une série de six injections a été faite avec la préparation connue en chimie sous le nom de *borate de mercure*. Les essais n'ont pas donné de bons résultats au point de vue des accidents locaux. Ce composé est plus irritant que l'oxyde jaune ou même que le calomel. D'après des recherches encore inédites de M. Beausse, interne en pharmacie du service, ce composé ne contiendrait pas d'acide borique: ce serait un oxychlorure bibasique de mercure. Quoiqu'il en soit, il a fallu y renoncer pour les injections sous-cutanées. Employé en pilules, à la dose de trois centigrammes par jour, ce composé mercuriel a donné au contraire des résultats thérapeutiques très satisfaisants.

Mercure-phénol-calomel. — M. Pouchet (1), chef du laboratoire de chimie de l'hôpital Saint-Louis, a obtenu une combinaison de 1 molécule de mercure-phénol avec 1 molécule de calomel et 4 molécules d'eau, renfermant pour cent parties 64,59 de mercure. Ce produit a été incorporé dans la vaseline liquide suivant la formule suivante :

Vaseline. . . . . 100 cent. cubes
Mercure-phénol-calomel. .   7 gr. 50

Chaque seringue de Pravaz contenait donc 7 centigrammes et demi du composé mercuriel.

Quelques injections ont été faites avec ce mélange dans le service de M. Balzer. Très satisfaisantes au point de vue thérapeutique, ces injections ont paru cependant plus irritantes que les injections d'oxyde jaune. Les accidents locaux ont obligé à renoncer, au moins provisoirement, à l'emploi de ce composé mercuriel.

(1) Bull. de l'Acad. de médecine, février 1888.

Huile grise. — A propos de l'historique, nous avons mentionné les essais de Luton et de Lang qui ont employé le mercure métallique. La préparation formulée par Lang et désignée par lui sous le nom d'*huile grise*, est actuellement en cours d'expérimentation à l'hôpital de Lourcine. D'après ce que nous avons vu, les douleurs sont moins vives qu'avec l'oxyde jaune ou le calomel. L'absorption paraît très ralentie par la lanoline qui enrobe les granulations de mercure, et s'oppose ainsi à l'absorption d'une manière très efficace. C'est du moins ce qu'ont montré quelques examens histologiques faits par M. Balzer. L'action thérapeutique a paru très énergique. Mais les essais sont encore trop peu nombreux pour que nous puissions nous prononcer sur l'action de cette préparation. Dans des travaux récents, Schwimmer et Trost s'accordent à reconnaître les avantages de l'huile grise et la préfèrent à l'oxyde jaune.

CHAPITRE VI

DES AVANTAGES ET DES INCONVÉNIENTS DE LA MÉTHODE DE SCARENZIO

A. — Inconvénients

Les inconvénients de la méthode sont indiscutables; mais on les a souvent exagérés, de même, il faut le dire, que ses avantages.

1o *Douleur*. — L'injection est douloureuse, c'est un fait indiscutable, mais le plus souvent on n'a qu'un simple endolorissement de la région n'empêchant pas la marche.

2o *Nodi*. — Ils sont inévitables, mais en faisant les injections assez profondes, on ne les sent plus à l'extérieur et ils ne gênent pas le malade.

3o *Abcès*. — D'après Ricklin (1), voici la statistique des différents auteurs.

Krecke.	12 o/o
Lundberg	10 o/o
Neisser	6,5 o/o
Arcari	4 o/o
Smirnoff	4 o/o

---

(1) RICKLIN. Sur le traitement de la syphilis par les injections sous-cutanées de calomel. *Gazette médicale de Paris*, 1887, 28 mai et 4 juin.

Kopp, 1re série............................ 4,7 %

Kopp, 2e série (huile d'olive   ).... 0 %

Balzer, 1re série.......................... 14 %

Balzer, 2e série.......................... 4 %

Nous ajouterons à ces moyennes :

Watrazewski (oxyde jaune)................. 4 %

Krecke, 2e série (oxyde jaune)............. 0 %

Balzer, 3e série (oxyde jaune, h. de vaseline)
    de juillet 1887 à juillet 1888........... 0 %

Nous voyons donc que cette complication gênante n'existe plus actuellement depuis qu'on emploie l'huile comme véhicule et l'oxyde jaune comme corps actif. Les abcès faisaient perdre une partie du calomel injecté et déterminaient des cicatrices indélébiles.

M.Besnier a dit qu'un médecin qui se met à traiter ses malades par les injections, voit ses malades déserter son cabinet, il prétend aussi que les malades ne retournent pas dans les services où l'on fait les injections. Rien de pareil ne s'est jamais observé à l'hôpital de Lourcine. Par contre, nous avons vu souvent revenir à l'hôpital des malades traités autrefois par les injections. Nous avons vu aussi des malades traités par les pilules réclamer des injections, preuve convaincante que les souffrances endurées par les autres malades ne les avaient guère impressionnées. Ces malades ne refusent pas de se laisser faire des injections successives, ou, quand par hasard le fait se produit, les moyens de persuasion les amènent bientôt à se soumettre au traitement. Du reste, *les injections ne sont pas imposées* aux malades, à l'hôpital de Lourcine; celles qui, par exception, s'y refusent, ne sont pas renvoyées pour cela, mais traitées par les autres méthodes de mercurialisation. On est arrivé ainsi facilement à faire accepter les injections de toutes les malades du service. Les récalcitrantes, voyant leurs compagnes guérir plus rapidement qu'elles, réclament souvent d'elles-mêmes les injections.

B. — Avantages

A l'exemple du professeur Fournier (1), nous diviserons les avantages en : avantages pratiques ; avantages médicaux,

A. — AVANTAGES DE PRATIQUE

1o Exclusion de toute supercherie.

2o Simplicité, commodité, propreté, ne vicie pas l'air, bon marché.

3o Rareté de l'intervention. Méthode *secrète*.

B. — AVANTAGES MÉDICAUX

1o *Le traitement n'a d'action directe ni sur les voies digestives ni sur la peau.*

2o *Possibilité d'extérioriser les malades.*

3o *Dosage exact, absorption sûre.*

4o *Action rapide, énergique, constante.*

A. — AVANTAGES DE PRATIQUE

1o *Exclusion de ·toute supercherie.* — Tout le monde sait que les malades, surtout à l'hôpital, se font un malin

(1) Cours de l'hôpital Saint-Louis, année scolaire 1887-88. (Inédit.)

plaisir de tromper leur médecin. Nous avons vu des malades en partant montrer leur collection complète de pilules; ou de paquets de savon mercuriel (Lundberg); avec les injections hypodermiques solubles ou insolubles il n'y a pas de fraude possible.

2o *Simplicité, commodité, bon marché.* — Une injection dans la fesse, tous les huit ou quinze jours, constitue tout le traitement ; il n'y en a pas de plus simple; nous ne dirons cependant pas, comme Kolliker, *de plus agréable.* Le traitement entier revient à quelques sous. Cette méthode a sur celle des frictions le grand avantage de ne pas vicier l'air et consécutivement de ne pas mercurialiser des malades qui n'en ont pas besoin. Elle l'emporte aussi indiscutablement sur les frictions par la propreté et la facilité d'exécution.

3o *Rareté de l'intervention. — Secret médical.* — M. Besnier accuse la méthode de produire des *nodi* qui révéleront la syphilis. La méthode devrait être rejetée comme n'assurant pas le secret au malade.

D'après nous, au contraire, il n'est pas de méthode plus secrète que la méthode de Scarenzio modifiée.

Tout client peut faire à son médecin quatre visites en un mois sans être soupconné d'avoir la vérole.

Les *nodi* accusateurs peuvent être évités en faisant les injections profondément.

Mais les injections hypodermiques l'emportent sur toute espèce de traitement *en supprimant tout intermédiaire entre le malade et son médecin;* plus de *pharmacien.*

Nous ne voulons pas médire de l'honorable corporation des pharmaciens, qui sont tenus au secret professionnel et qui savent le garder; mais l'élève ou l'employé peuvent ne pas garder la même réserve; un ami peut feuilleter le livre d'ordonnances. Dans certaines classes de la société, le malade sera dans l'alternative de confier son ordonnance à un domestique, ce qui n'est pas le moyen d'assurer le secret, ou d'aller lui-même chez le pharmacien, et alors les suppositions iront bon train, etc., etc.

Voilà toute une série d'indiscrétions évitées.

Plus d'ordonnance accusatrice que l'on oublie dans sa poche ou qu'on laisse traîner sur son bureau.

Plus de pilules, que l'on est forcé de prendre au moment de chaque repas et qu'on ne parvient pas toujours à cacher aux yeux vigilants des intéressés.

Tous ces inconvénients pratiques de la méthode par ingestion n'avaient pas échappé aux observateurs, et Diday (1) les a fait depuis longtemps ressortir avec sa verve habituelle.

Une seule chose pourrait révéler le traitement par les injections : ce sont les abcès; mais nous avons vu qu'ils n'existent plus et, si par hasard il s'en produisait, il serait facile de les faire passer pour des furoncles.

Avantages médicaux

1° *Le traitement n'a d'action directe ni sur l'intestin ni sur la peau.* On respecte l'intestin, avantage immense lorsqu'on a à traiter des malades digérant mal; une pilule, une cuillerée d'une potion leur donnent des gastralgies ou des diarrhées, les malades se nourrissent mal et résistent moins bien à la syphilis.

(1) DIDAY. *Le Péril vénérien dans la famille.*

On respecte la peau; les frictions donnent souvent des eczémas et elles sont inapplicables dans les cas de lésions ulcérées de la peau.

2° *Possibilité d'extérioriser les malades.* — Nous ferons bon marché de cet avantage cité partout et qui n'en est pas un. On tremble à l'idée d'autoriser pour ainsi dire des malades porteurs de lésions contagieuses à repandre impunément la syphilis, c'est ce qu'a fait ressortir M. le professeur Fournier dans son cours de 1887-88.

3° *Dosage exact.* — *Absorption sûre.* — C'est la seule méthode qui permette au médecin de connaître exactement la dose de mercure absorbée par son malade. Pas un atome de mercure injecté dans le corps n'est perdu. Tandis qu'avec les frictions, on sait bien la quantité d'onguent gris employé, mais la quantité de mercure absorbée doit varier dans des proportions considérables; même remarque pour les pilules qui, si elles ne sont pas préparées avec un soin méticuleux, passeront sans s'arrêter à travers tout le tube digestif.

4° *Action rapide, énergique, constante.* — Presque tous les auteurs accordent aux frictions et aux injections la même action thérapeutique. Suivant leurs préférences personnelles, ils mettent les unes un peu au-dessus des autres. Le professeur Fournier dit que lorsqu'on a besoin d'une mercurialisation intense, on doit recourir aux frictions ou aux injections hypodermiques.

Cette action rapide, énergique et constante, est prouvée par de nombreuses observations de malades traités antérieurement par les méthodes usuelles, sans aucun résultat, et rapidement améliorés par une ou deux injections d'oxyde jaune.

Ce n'est pas, nous le répétons encore avec le profes-
Fournier, que le mercure acquière des propriétés merveilleuses lorsqu'il est injecté sous la peau, c'est simplement
parce qu'il est absorbé de cette manière et ne l'était pas
par les autres méthodes.

Ajoutons que peut-être si cette méthode était généralement employée, on ne verrait pas des médecins traiter des
accidents syphilitiques avec les doses infinitésimales de
1/2 milligr. par jour, et même moins.

En résumé, secret assuré, traitement sûr, énergique et
aussi inoffensif que les autres, s'il est bien dirigé, et surtout
traitement permettant mieux qu'aucun autre de traiter non
seulement les accidents, mais la vérole elle-même.

Aussi croyons-nous que malgré ses inconvénients la méthode de traitement de la syphilis par les composés insolubles du mercure, peut devenir une méthode usuelle.

CHAPITRE VII

RÉSULTATS OBTENUS A L'HOPITAL DE LOURCINE

Nous donnons après ńos observations un tableau dressé par Mlle A. Klumpke, interne du service, résumant les observations des malades traitées en 1886 et 1887 par la méthode des injections ; mais il s'en faut de beaucoup que toutes les malades aient été traitées par cette méthode. Voici la statistique des malades soumises à d'autres traitements en 1887.

TRAITEMENT par :

Sirop de Gibert..............	8
Iodure de potassium...........	1
Sirop d'iodure de fer ioduré.....	3
Frictions mercurielles.........	6
Pilules.................	33
Traitement interne mixte.......	188
TOTAL.........	239

Les tableaux qui suivent ont été dressés avec tant de soin, pour la plupart des cas, qu'ils nous dispensent de publier un grand nombre d'observations.

Pour la même raison, nous n'avons pas cru devoir joindre à ce tableau la statistique de 1888.

Nous nous bornerons à citer les chiffres suivants :

Depuis le 1er février 1888 jusqu'au 30 juin 1888, 61 malades ont reçu 130 injections. Nous n'avons à signaler aucun abcès.

OBSERVATIONS

Observation I (1).

M..., âgée de 45 ans, journalière, entre le 3 février 1887, à l'hôpital de Lourcine, salle Goupil n° 4. Cette femme, dont la santé a toujours été assez bonne, nie tout antécédent syphilitique et ne présente aucune trace de lésion pouvant être rapportée à la syphilis ; depuis deux ans, toutefois, elle a une céphalée tenace et violente, ses cheveux tombent, elle a maigri progressivement et perdu ses forces. Actuellement elle est très pâle, maigre, cachectique, vieillie avant l'âge ; sous la pommette gauche, elle présente une cicatrice adhérente, consécutive à un abcès survenu lentement, il y a un an, sans phénomènes réactionnels et sans douleurs; elle nasonne fortement en parlant, et, en examinant l'arrière-gorge, on trouve une perforation complète du voile du palais, ayant à peu près la largeur d'une pièce de cinq francs, la luette retombe sur la base de la langue ; en outre il existe une petite perforation longitudinale du pilier antérieur gauche, on voit des portions gangrenées du voile qui adhèrent encore à la moitié inférieure du voile perforé.

4 février. — On enlève avec des pinces des portions de la gomme, dont l'adhérence est assez prononcée pour nécessiter l'emploi des ciseaux.

Traitement. — Injection sous-cutanée de 10 centigrammes de calomel, iodure de potassium 4 grammes par jour.

5 février. — On enlève chaque jour des détritus de la gomme. L'élimination du bourbillon gommeux est complète le 10 février.

(1) Balzer. — *Société des hôpitaux*, séance du 22 avril 1887.

12 *février*. — La gomme est complètement enlevée. La perforation du voile du palais s'est encore agrandie. Elle s'est réunie à celle du pilier antérieur gauche du voile du palais, par suite de la destruction du pont de tissu. Sa largeur représente à peu près celle d'une pièce de cinq francs. Sur l'amygdale gauche, on voit maintenant très nettement une gomme ulcérée, cachée en partie le jour de l'entrée par le pilier antérieur.

16 *février*. — Injection de précipité jaune, 10 centigrammes. La malade se plaint de céphalée extrêmement intense, et de surdité de l'oreille gauche. L'état général est toujours mauvais, malgré les toniques. Amaigrissement, cachexie.

Difficulté de déglutition surtout des liquides. La malade se nourrit mal et ne prend que des bouillies.

20 *février*. — Empâtement énorme au siège de la deuxième injection. Pas de rougeur.

4 *mars*. — Injection au calomel, 10 centigrammes. Pas d'abcès, induration très légère.

16 *mars*. — Douleurs extrêmement intenses dans l'oreille gauche, surdité très accentuée. Céphalée, insomnie presque complète. La gomme de l'amygdale est également éliminée. On voit très nettement toute l'étendue de la perforation, qui comprend presque tout le voile du palais et qui est limitée en bas par une bande de quelques millimètres de largeur, représentant le bord libre du voile palatin et la luette. Celle-ci, très profondément située, tombe sur l'épiglotte et n'est aperçue que lorsqu'on abaisse fortement la base de la langue.

23 *mars*. — Quatrième piqûre. Pas d'abcès, légère induration. La céphalée, la surdité augmentent. La malade tousse beaucoup. Suppression de l'iodure de potassium, qui avait été donné depuis le jour de l'entrée, à la dose de 4 grammes par jour.

25 *mars*. — Accès d'étouffement, la nuit ayant nécessité une injection d'éther.

L'auscultation révèle des râles sous-crépitants aux deux sommets, plus nombreux à droite. Submatité des fosses sus-épineuses, toux quinteuse fréquente, crachats muco-purulents abondants.

9 *avril*. — L'état général s'aggrave. Pâleur et cachexie très pro-

noncées. Dyspnée assez prononcée amenant de véritables accès de suffocation nocturne.

13 *avril.* — Refroidissement des extrémités, cyanose des mains et du nez. Dyspnée intense. La malade passe ses journées et ses nuits assise sur son lit et soutenue par ses oreillers. Accès de suffocation nocturnes.

Crachats puriformes gris-verdâtres abondants. Examen des crachats douteux au point de vue des bacilles. Submatité dans toute la hauteur du poumon droit et en arrière. Submatité de la fosse sus-épineuse gauche. Dans toute la hauteur du poumon droit on entend des râles sous-crépitants humides très nombreux, s'entendant depuis la fosse sus-épineuse jusqu'à la base du poumon. Ces râles présentent les mêmes caractères dans toute la hauteur du poumon. Souffle caverneux au sommet. La malade est presque aphone.

Les lésions sont beaucoup moins prononcées à gauche, où quelques râles sous-crépitants se retrouvent au sommet.

19 *avril.* — L'état général de la malade s'est encore aggravé pendant ces derniers jours, elle ne mange pour ainsi dire plus. Il est très difficile de lui faire prendre des bouillons, des œufs. Lividité des traits, refroidissement des extrémités. Dyspnée intense, cyanose et asphyxie des doigts.

Les symptômes pulmonaires sont restés les mêmes. Il y a toujours prédominance manifeste des symptômes à droite.

On entend les râles sous-crépitants dans toute la hauteur du poumon. Rien au cœur. Pas d'albumine dans les urines.

20 *avril.* — Crachats gris-verdâtres, purulents.

L'examen microscopique révèle des fibres élastiques nombreuses représentant des débris d'alvéoles, des globules de pus en quantité considérable, des acides gras.

Après coloration à la fuschine et décoloration à l'acide nitrique au tiers, on trouve des bacilles peu colorés. Ces bacilles manquent dans quelques préparations.

Mort le 20 avril à six heures du soir.

En résumé, le traitement par les injections a été le suivant :

1° 4 *février.* — Injection de calomel, 10 centigrammes. Légère induration. — Pas d'abcès.

2° *16 février.* — Précipité jaune, 10 centigrammes. Empâtement considérable. Pas de rougeur. Pas d'abcès.

3° *4 mars.* — Calomel, 10 centigrammes. Pas de rougeur. Induration. Pas d'abcès.

4° *23 mars.* — Précipité jaune, 7 centigrammes. Induration. Pas d'abcès.

Autopsie. — *Poumons.* — Le poumon gauche est très emphysémateux, avec adhérences anciennes à la partie moyenne et externe. Adhérence complète du poumon droit (symphyse fibreuse).

Vaste caverne du sommet, à paroi très mince, remplie d'un pus grisâtre et homogène. Le reste du globe supérieur est grisâtre, ramolli, offrant l'aspect de la broncho-pneumonie tuberculeuse. Des lésions de même ordre, mais moins avancées et plus facilement reconnaissables, se voient à la base du poumon gauche; il y a là des grappes de granulations tuberculeuses jaunâtres. Le poumon gauche présente aussi des groupes de granulations tuberculeuses grises ou jaunâtres disséminées dans toute son étendue.

Cœur. — Petit, normal, un peu de sérosité citrine dans le péricarde. Aorte normale.

Pharynx. — Destruction presque complète du voile du palais .Il ne reste qu'un pont d'un demi-centimètre de largeur environ constitué par le bord du voile et de la luette.

Reins, rate, estomac, organes génitaux. — Normaux en apparence.

Foie. — Trois cicatrices déprimées à sa surface ; l'une d'entre elles est assez profonde, s'enfonce dans l'épaisseur du tissu hépatique. Elle présente une coloration jaunâtre à son centre. Ces cicatrices ont un aspect assez caractéristique. Le foie est gras. Il présente en outre à sa surface quelques granulations d'apparence tuberculeuse.

Examen de la peau de la fesse droite. — Les foyers d'injections se retrouvent assez facilement, surtout les dernières. Nous en donnons isolément la description.

Première injection. — Masse peu volumineuse, à peine sensible à la palpation ; on trouve cependant à la section un petit noyau jaunâtre, d'apparence caséeuse par places, lardacée en d'autres points. Ce noyau à le volume d'une petite amande. L'examen histologique du raclage ne montre que des granulations libres ou agglomerées, de volume très variable, et de plus des masses graisseuses.

Deuxième injection. — Noyau ayant le volume d'une grosse amande jaunâtre à la périphérie, noirâtre au centre qui est ramolli. A la pression il en sort un liquide épais et jaunâtre.

Ce liquide contient des débris de tissu conjonctif et élastique, des gouttelettes huileuses et de fines granulations noires peu nombreuses.

Troisième injection. — Apparence analogue à la précédente, le noyau est un peu volumineux; examen histologique, mêmes résultats.

Quatrième injection. — Foyer, même apparence jaunâtre par endroits et ailleurs noirâtre.

Débris de tissu conjonctif dans le raclage, gouttelettes huileuses, cristaux d'acides gras ; nombreux grains noirâtres, de volumes très variables.

Peu de leucocytes.

En somme, de la coupe de ces divers noyaux, il s'est écoulé un liquide d'apparence caséeuse, très épais, mais contenant beaucoup moins de leucocytes qu'on ne pourrait s'y attendre, et en revanche de la graisse en abondance, en granulations et en gouttelettes, en cristaux, des granulations noires (mercure?) dont la solution de potasse à 40 pour 100 exagère encore la coloration. On peut également résumer les données microscopiques en disant que ces foyers rappellent assez bien l'aspect de certaines gommes caséeuses et ramollies.

L'examen histologique confirme les données de l'examen macroscopique.

Préparées, après durcissement dans l'alcool, les pièces ont été colorées à l'hématoxyline et au picro-carminate d'ammoniaque : il y a sur les coupes trois zones bien distinctes :

1° Une zone centrale ramollie, détruite en grande partie par le rasoir, et dans laquelle on ne voit que des éléments cellulaires granuleux, qui se colorent difficilement sous l'influence des réactifs. Cette zone offre un aspect tout à fait analogue à la partie des tubercules ou des gommes ramollies.

2° Une zone moyenne formée, pour la plus grande partie, par des cellules embryonnaires avec une substance intercellulaire fibrillaire ; les cellules sont surtout groupées autour des vaisseaux et forment là des nodules plus ou moins volumineux. Cette zone contient aussi des cellules volumineuses à deux noyaux et même de véritables cellules géantes. Sans insister davantage, nous pouvons dire que cette zone est identique à la zone embryonnaire des tubercules et des gommes.

3° Dans la zone périphérique, on observe des lésions inflammatoires plus ou moins intenses suivant les points. Il existe çà et là des petits foyers qui reproduisent les lésions que nous venons de décrire, avec moins d'intensité. Il y a de la sclérose du tissu conjonctif, formation de nodules embryonnaires périvasculaires et même oblitération progressive d'un certain nombre de vaisseaux. Les nerfs sont altérés dans une certaine mesure, car on aperçoit des amas de cellules embryonnaires dans leurs gaines.

En résumé, comme on peut le voir d'après l'énumération très sommaire que nous venons de donner, ces lésions rappellent beaucoup la description que notre excellent ami, Th. Martin, a donnée des pseudo-tuberculoses expérimentales.

Le temps nous a manqué pour étudier les premières phases du processus ; notre description ne porte que sur les deux noyaux les plus anciens.

Nous ajouterons seulement que nous trouvons encore sur les coupes des foyers hémorragiques et des granulations noirâtres qui sont constituées vraisemblablement par du mercure ; elles sont libres ou situées dans l'intérieur des cellules.

L'examen des coupes a été fait aussi au point de vue des bacilles, mais il est à peine besoin de dire qu'il n'a donné aucun résultat.

Observation II (personnelle.)

Berthe X,.., âgée de 20 ans, entre le 1er juin 1888 dans le service de M. Balzer, salle Astruc, lit n° 46.

Echtyma ulcéré du dos, des bras, des jambes — une injection de 0,05 d'oxyde jaune. Amélioration, 2° injection.

Traitement antérieur par ingestion, sans résultat.

Père mort asthmatique 70 ans ; mère aliénée vivante, 54 ans.

La malade a été réglée à 15 ans, a eu plusieurs maladies pendant son enfance, mais ne peut les indiquer.

Contracte en février un chancre induré, pour lequel elle entre dans le service de M. le professeur Ball à Laënnec. Le traitement institué est le suivant : une pilule par jour, iodure de potassium, bains sulfureux. Pendant ce premier séjour à l'hôpital, la malade a eu une céphalée assez violente pour l'empêcher de dormir, des croûtes dans les cheveux, et une affection oculaire indéterminée. — Au bout de deux mois, c'est-à-dire en avril, la malade, incomplètement guérie, sort de l'hôpital. Elle ne continue pas son traitement.

L'affection actuelle se déclare peu après sa sortie de l'hôpital. Elle retourne à Laënnec. Le traitement consiste en pilules et pommade mercurielle en frictions sur les ulcérations.

État actuel. — Malade anémique. — Jambe gauche, trois ulcérations plus larges qu'une pièce de cinq francs, à fond rouge sanieux. Jambe droite, deux ulcérations de même nature, l'une toute petite, l'autre à la face interne large comme une pièce d'un franc.

Avant-bras droit. Au milieu de la face antérieure, une ulcération, pareille aux précédentes, de 2 cent. de large.

Sur le dos, pustules d'echtyma, les unes intactes, les autres ulcérées. Ces lésions occupent une grande partie du dos et la partie supérieure et antérieure des cuisses.

9 *juin*. — Injection dans la fesse gauche, au lieu d'élection, de 0 gr. 05 d'oxyde jaune, faite par l'interne.

10 *juin*. — La malade se plaint de douleur assez violente au niveau de l'injection, la douleur aurait commencé immédiatement après la piqûre.

13 *juin*. — Une grande partie des lésions du dos sont en voic de cicatrisation. La piqûre est sensible à la pression, la fesse est encore un peu tuméfiée.

19 *juin*. — Nouvelle injection de 0 gr. 05 d'oxyde jaune fesse gauche.

20 *juin*. — La douleur ressentie par la malade a commencé en-

viron deux heures après l'injection et a été moins forte que la première fois.

Le 27 *juin*. — Injection de 0 gr. 03 cent. d'oxyde jaune dans la fesse. La douleur causée par les autres injections a disparu. Les ulcérations sont couvertes de bourgeons charnus ; le fond des ulcérations est presque de niveau avec les parties environnantes.

12 *juillet* 1888. — L'ulcération antérieure de la jambe gauche est large comme une pièce de un franc, le fond de l'ulcération est au niveau des bords.

Toutes les autres ulcérations sont cicatrisées.

15 *juillet*. — Toutes les ulcérations sont cicatrisées.

Le traitement local a consisté en cautérisation au nitrate d'argent, et pansement à l'emplâtre de Vigo. L'iodure de potassium a été donné le 1er juillet.

Observation III (personnelle)

F. Elisa, 20 ans, entre le 17 mai salle Astruc, lit 16. La malade, bien portante jusqu'à présent, a eu une fausse couche il y a 16 mois, une autre il y a un an. Le début de la syphilis est impossible à établir.

Il y a 2 mois, la malade s'est aperçue qu'elle avait des boutons aux parties. A la même époque, céphalée nocturne très intense; les cheveux ne sont pas tombés.

État actuel. — Papules très saillantes autour de la vulve, sur les grandes lèvres, rien à l'anus; à la face, papules plates cuivrées, roséole généralisée, une pustule d'ichtyma sur l'épaule; pas de traitement antérieur.

18 *mai*. — Inject. de 0 gr. 05 d'oxyde jaune.

19. — La malade a beaucoup marché et beaucoup travaillé hier, elle ne ressent qu'une légère douleur dans la fesse.

21. — Les papules sont devenues suintantes, induration au niveau de la piqûre.

28 *mai*. — Les papules vulvaires se sont affaissées; l'éruption de la face a disparu.

2 *juin*. — Les papules se sont complètement affaissées et sont remplacées par les macules. 2me injection de 0 gr. 05 d'oxyde jaune.

7 *juin*. — La malade sort guérie.

OBSERVATION IV (d'après Caire, service de M. Gueit)

Del. (Alexandre), matelot ; lit n° 22.

Le malade a contracté un chancre induré au Tonkin, en novembre 1886. Depuis lors, il a vu se dérouler les accidents suivants : d'abord une roséole de courte durée, puis deux éruptions successives de plaques muqueuses qui ont cédé au traitement classique. Rapatrié par le *Colombo*, au mois de février 1887, il a été atteint d'une éruption d'apparence eczémateuse, qui s'est montrée discrète, au niveau des épaules, mais a revêtu la forme confluente à la face. Puis la plaque qui siégeait sur l'épaule gauche s'est ulcérée au niveau de l'insertion scapulaire du deltoïde, et il en résulte une plaie qui n'est pas cicatrisée au moment de l'observation.

Le malade entre à l'hôpital, l'éruption est en pleine végétation à la face dont le masque est horrible, les joues sont relativement respectées, mais le front et le menton sont couverts par l'éruption, les deux paupières supérieures sont envahies ; il s'est produit, à leur face muqueuse, des érosions qui se sont assez vite cicatrisées, mais ont laissé après elles une conjonctivite intense.

Ce traitement antérieur a consisté dans l'administration de vingt-huit cuillerées de liqueur de van Swieten et soixante pilules de Ricord ; une injection intra-musculaire de calomel aurait même été pratiquée à bord du *Colombo* et suivie d'une amélioration notable, mais passagère. Du jour de son entrée jusqu'au mois de juillet, on administre, sans grand succès, 161 cuillerées de sirop de Boutigny et 55 grammes d'iodure de potassium ; le 6 juillet, M. Gueit pratique une injection de 10 cent. de calomel dans la fesse.

Le 15 *juillet*. — Nouvelles injections, l'ulcère scapulaire est complètement cicatrisé.

A partir de ce moment, des injections de 10 cent. sont pratiquées tous les huit jours.

A la date du 21 juillet il existe des ulcérations à la région frontale gauche, à la région malaire gauche, et au niveau du pavillon de l'oreille droite, il se forme des croûtes qui, d'abord assez solidement enchâssées, tombent ensuite, laissant des ulcérations profondes et irrégulières.

Le 1ᵉʳ août. — Apparition d'ulcérations sur le rebord palpébral inférieur de l'œil gauche.

Vers le 3 août, après quatre injections, une tendance à l'amélioration se manifeste, les taches rougeâtres du visage disparaissent peu à peu les jours suivants et les ulcérations de la face se cicatrisent.

A la date du 19, les ulcérations sont complètement cicatrisées, les plaques érythémateuses de la joue ont considérablement pâli ; il reste une légère cicatrice à la région malaire.

Nota. — Quelque temps après, le malade a une nouvelle poussée d'accidents secondaires. Il semble ressortir de cette observation que le traitement par les injections de calomel a agi efficacement sur les ulcérations syphilitiques, alors que l'administration, par les voies digestives, de grandes quantités de sels mercuriaux s'était montrée inefficace.

Il est bon d'ajouter que l'état général a été manifestement amélioré, et que l'aspect du malade a complètement changé en quelques jours, le mercure semble avoir joué ici, comme on l'a signalé dans plusieurs cas, le rôle d'un véritable tonique.

Observation V (personnelle)

Le 7 *juin* entrée à l'hôpital de Lourcine, salle nº 28, de la nommée Lev. Marie, pour un iritis intense de l'œil droit.

Douleurs péri-orbitaires tenaces. L'iris est paresseux, teinte feuille-morte, forte injection péritératique, photophobie.

Traitement : atropine, bandeau occlusif.

9 *juin.* — Injection sous-cutanée de 0 gr. 05 d'oxyde jaune, l'iris se dilate un peu, on continue l'atropine.

13 *juin.* — Les douleurs ont diminué.

16 *juin.* — Nouvelle injection de 0 gr. 05 d'oxyde jaune.

Le 27 *juin.* — Injection d'huile grise, 0 gr. 05 de mercure métallique.

La photophobie, après avoir progressivement diminué, est disparue, l'iris est régulièrement dilaté dans sa partie supérieure ; des synéchies postérieurs font adhérer la portion inférieure de l'iris au cristallin. L'atropine n'a pu les rompre.

La couleur de l'iris est normale.

29. — La malade sort guérie, la vue est encore un peu troublée, ce qui tient à l'action de l'atropine.

Observation VI (Smirnoff)

Garçon âgé de 12 ans, entré le 30 mai 1882.

Ulcère de la jambe droite. — Nécrose du tibia du même côté. — Perte du septum du nez.

Ulcère du nez. — Cinq doubles injections. — Guéri.

Contagionné à l'âge de six mois. A quatre ans, il fut atteint à la partie inférieure de la jambe droite d'une périostite qui se transforma bientôt en une ulcération pénétrant jusqu'à l'os et dont la surface a continuellement augmenté. Le tibia droit est recourbé en un arc dont le mollet forme la corde. Soigné dans la même division, du 18 novembre 1879 au 11 février 80 (86 jours). Le diagnostic indiquait : Manque du septum du nez. — Ulcère du nez. — Exostose et ulcère de la jambe droite. — Carie du tibia droit. — Scrofule. — On ne lui prescrit alors que de l'iodure de potassium. — Sorti de l'hôpital non guéri. — Dans le journal de l'année 1880 se trouve l'observation suivante : « Une opération chirurgicale n'est pas praticable, parce que le tibia paraît être carié dans presque tout son diamètre. » Il fut conseillé aux parents de tâcher de le faire recevoir à l'asile des incurables.

État du garçon lors de son admission : constitution frêle, maigre, pâle, peau délicate et d'apparence scrofuleuse. Nez large et déformé par le défaut du septum. Dans l'intérieur évasé de la narine droite se voit une petite ulcération de la muqueuse. A la partie supérieure du bas de la jambe droite, le tibia, carié et nécrosé, est à découvert sur une largeur de 8 centim. 5 et sur une longeur de 6 centim. 6 et entouré d'un large cadre de chairs ulcérées.

Dès le premier jour, la plaie fut traitée par la teinture d'iode appliquée avec un pinceau, d'abord une fois, et, à partir du 5 juin, deux fois par jour. Le 3, injection de 0,15 centig. de calomel répartis sur trois endroits du ventre.

Pendant les jours suivants, douleur et sensibilité insignifiantes. Le 5, commença la médication interne : trois cuillerées à soupe d'huile de foie de morue par jour. Le 11, un des foyers d'injection est un peu rouge et fluctuant. Il fut ouvert le 24 ; les autres étaient alors en voie de résorption. Le 1er juillet, injection de 0 gr. 20 cent. de calomel dans les fesses. Un peu de douleur le jour suivant ; la sensibilité dura quelques jours de plus. Le 21, nouvelle injection de 0 gr. 20 cent. Le 25, il n'y a pas même un symptôme d'inflammation sur les fesses. Le même jour, le séquestre, qui jusqu'alors avait paru former un tout organique avec le tibia, céda pour la première fois à une pression avec la spatule. Il aurait pu être facilement enlevé si je n'avais craint de déchirer quelque artère. Le 30, il fut enlevé sans difficulté. On mit alors à découvert une surface rugueuse, couverte de pus fétide et formant la partie du tibia où la teinture d'iode n'avait pas pu pénétrer. Elle constituait à peu près le tiers de toute la plaie, dont les autres parties étaient en pleine granulation. Le 8 août, les granulations s'étendent déjà sur presque toute la surface auparavant recouverte par le séquestre.

Le 11 septembre, nouvelle injection de 0 gr. 20 cent. presque sans aucune réaction locale. A partir du 5 octobre la plaie fut traitée localement, par des applications d'onguent basilicon au lieu d'iode. Ce jour-là la plaie ne mesurait plus que 5 cent. 5 de long sur 5 de large. Le 27, nouvelle injection de 0 gr. 20 cent. dans les fesses ; abcès à un des foyers. Après cette injection la plaie augmenta en surface pendant deux semaines, mais commença ensuite à guérir rapidement. Le 10 décembre elle avait encore 2 cent. de haut sur 1 de large ; le 28, elle continuait à diminuer et avait très bonne apparence. A partir du 15, pour hâter la guérison, on prescrivit du sirop d'iodure de fer, 2 gr. par jour. Il n'y avait eu encore aucune récidive en 1885.

Observation VII (d'après Smirnoff.)

Le 3 mars 1883, la fille de M. A. L., âgée de 20 ans, fut reçue dans la section syphilitique de l'hôpital d'Helsingfors.

Diagnostic. — Chancre induré de la grande lèvre droite. Plaques muqueuses de la vulve. Adénopathie inguinale. Phtisie pulmonaire. — En outre, la patiente était pâle, faible et amaigrie. Je n'ordonnai l'injection que de 0 gr. 07 de calomel, parce que je n'avais jamais encore eu à traiter une personne phtisique d'après cette méthode, et que je voulais d'abord étudier l'effet d'une plus petite quantité de calomel sur ce genre de patients. La malade prit en outre deux cuillerées d'huile de foie de morue par jour. Le résultat fut excellent. Les symptômes syphilitiques commençaient à disparaître rapidement et la malade prenait meilleure mine.

Elle supportait parfaitement le mercure et on n'apercevait aucune trace de salivation. Pour ces motifs, et comme la section était, en ce moment, encombrée de malades, j'ordonnai, au commencement d'avril, une injection double de 0,10 centig. de calomel dans les fesses, afin de pouvoir aussitôt que possible renvoyer la malade. L'injection fut faite par un élève en médecine qui en avait déjà pratiqué quelques-unes d'une manière irréprochable. Il ne se produisit aucune réaction locale, pas la moindre induration à l'endroit des foyers. La malade ne se plaignit d'aucune douleur dans la région des fesses. En revanche, il se développa graduellement une stomatite qui, le 16 avril, était gangréneuse et avait gagné toute la muqueuse de la bouche et de la langue. Le traitement local, gargarisme à l'eau de tanin, etc. n'amenèrent aucun résultat. Je cherchai en vain une fluctuation ou du moins une rougeur qui pût faire supposer un abcès, pour en faire l'incision et en nettoyer le foyer ; rien d'anormal ne paraissait. Pendant ce temps l'état général de la malade empirait. Bien que l'inflammation des muqueuses de la bouche diminuât et que les croûtes gangréneuses eussent presque disparu, la respiration devenait de plus en plus infecte. Le 28 avril on constatait une légère pneumonie du côté droit. Quoique la fièvre fût très faible, il survint, pendant les derniers jours, un état de somnolence, la respiration devint de plus en plus haletante, quoiqu'il y eût très peu de sécrétions dans les bronches, et la malade mourut le 1er mai.

Diagnostic après l'autopsie. — Phtisie pulmonaire. Broncho-pneumonie aiguë des lobes médian et inférieur droits et du lobe supérieur gauche. Stomatite gangréneuse.

Dans le lobe supérieur du poumon droit, il y avait une vieille caverne de 4 centim. de haut sur 5 de large, ainsi que deux plus petites. Dans chaque fesse, de 3 à 5 cent. sous la peau, on trouvait dans le tissu musculaire un vide rempli d'environ deux cuillerées à soupe d'un liquide épais, brun-rouge. Même sur le cadavre, les fesses n'offraient rien d'anormal, ni dans la forme, ni dans la coloration de la peau. Ce n'est que la circonstance que chaque canal d'injection était marqué par un léger filet sanguin traversant verticalement l'aponévrose, qui, quand on voulut les suivre, amena la découverte des abcès.

Dans le procès-verbal de l'autopsie, l'empoisonnement mercuriel n'est mentionné que « comme une cause indirecte qui a, peut-être, hâté la mort. » Moi, au contraire, qui avais vu la rapide amélioration de l'organisme dépravé et la disparition rapide des symptômes syphilitiques après la première injection, ainsi que la brusque altération dans l'état général après la seconde, je dois croire que c'étaient les injections faites dans les muscles qui avaient occasionné la mort.

OBSERVATION VIII (SMIRNOFF.)

Paysan, 52 ans, 6 juillet au 27 août 1882. Ulcères cutanés de la poitrine, du dos et des extrémités. — Catarrhe intestinal chronique. — Marasme. — Mort.

L'homme est maigre, chétif et prématurément âgé ; il a l'air d'un vieillard.

— La plus grande plaie se trouve à la poitrine et mesure 20 centim. de hauteur sur 40 de largeur. L'ulcération est superficielle, çà et là se trouvent des plaies guéries. Toutes les autres plaies sont d'étendue plus petite, mais ont le même aspect que celle de la poitrine. L'ulcération a commencé il y a six ou sept ans, et a continué depuis sans interruption.

Le malade nie avoir jamais eu la syphilis. Il a consulté plusieurs médecins et a aussi séjourné à l'hôpital pour cette maladie. Tout traitement a été infructueux.

Pour établir le diagnostic par l'observation de l'effet des remèdes, je résolus de soumettre le malade aux injections en même temps que je lui ferais prendre dans les premiers temps, une décoction de quinquina.

Le 6, on injecta 0,20 centig. de calomel dans les fesses. Aucune forte douleur, mais seulement une légère sensation douloureuse pendant la semaine suivante.

Le 11 on ne peut pas percevoir distinctement au toucher les foyers d'injection, le 16 non plus.

Le 25, les plaies sont cicatrisées, sauf çà et là de petites ulcérations qu'on peut couvrir avec le doigt. Le 26 on fit une nouvelle injection de 0,20 centigr. Un peu de sensibilité les jours suivants.

Le 31, il n'y a plus qu'une sensibilité insignifiante dans la fesse gauche ; dans la droite on ne perçoit pas le foyer.

Pendant une semaine l'appétit a été mauvais et la faiblesse très grande.

On prescrit : teinture de Bestucheff et teinture de noix vomique. Le 8 *août*, l'appétit est redevenu meilleur. Des plaies, il ne reste que des ulcérations superficielles insignifiantes dans les cicatrices. Jusqu'au 13 août, le traitement local des plaies a consisté exclusivement en lavages à l'eau phéniquée. Mais, comme pendant la dernière semaine la cicatrisation était restée stationnaire, on ordonne une emplâtre mercurielle.

Le 16 on pratique la dernière injection de 0,20 centig. ; réaction locale insignifiante. — Dès son entrée à la clinique, le patient avait déclaré avoir depuis longtemps l'estomac relaché.

Ce symptôme avait été traité à plusieurs reprises et chaque fois avec succès, lorsque, le 20 août, le malade fut pris d'une diarrhée qui résista à tout traitement. A partir du 24, les selles devinrent de plus en fréquentes et très infectes. Le patient mourut le 27.

A l'autopsie, on constata une affection catarrhale de la muqueuse intestinale. En outre, on trouva dans les deux poumons des syphilômes qui justifiaient complètement le traitement antisyphilitique tenté, puis continué à cause de la rapidité surprenante de son effet.

OBSERVATION IX (SMIRNOFF)

La malade est de faible constitution, maigre et pâle; allaite son enfant âgé de sept mois et ne présentant aucun symptôme de syphilis.

Le 18 septembre, injection de 0,1 décig. de calomel dans chaque fesse, après quoi les symptômes commencent à disparaître rapidement. Depuis le 8 octobre, pour hâter la guérison des plaques hypertrophiées du pharynx, emploi du pinceau avec liqueur de Bellosti. Le 10, rougeur sur les bords des gencives, si faible cependant qu'elle n'empêche pas de faire, le même jour, une nouvelle injection de 0,1 décig. de calomel dans chaque fesse. Le 18, elle se plaignit d'une forte diarrhée, qui disparut peu après avec l'opium.

Le lendemain, on constate une stomatite mercurielle avec plaies gangréneuses, et quelques jours après, elle prend un caractère effrayant. La malade est forcée de se coucher et de rester presque constamment penchée sur le bord du lit, pour laisser découler la salive dans un récipient placé au-dessous d'elle. Dès que la stomatite ulcéreuse fut observée, médication interne : décoction de quinquina et teinture de fer; traitement local : chlorate de potasse, teinture de ratanhia, etc., soins de propreté de la bouche aussi minutieux que le permettait la muqueuse ulcérée. Ce ne fut que vers le 20 novembre que la stomatite fut vaincue et que les forces de la malade furent assez revenues pour qu'elle pût quitter le lit.

Le 23, une nouvelle diarrhée, avec selles liquides et inodores, laquelle durait déjà depuis quelque temps, mais si légère que la malade n'avait pas cru devoir en parler, la força à s'aliter de nouveau. Cependant, cette diarrhée était devenue si opiniâtre qu'elle résista aux astringents opiacés et à la médication stimulante. La malade mourut le 27 novembre.

Observation X (Balzer) (Inédite)

Cal. Juliette, couturière, 26 ans, entre salle Astruc, lit n° 11, le 11 décembre 1886. Réglée régulièrement à 20 ans. Irrégulièrement depuis trois mois ; jamais de grossesse. Bonne santé habituelle.

Depuis un an a fait des excès alcooliques (trois ou quatre absinthes par jour ; 10 à 12 petits verres de kirsch). Est plus sobre depuis trois mois, époque à laquelle elle a contracté la syphilis. Au début elle accuse deux boutons vulvaires assez gros. Depuis, plaques muqueuses vulvaires et amygdaliennes, alopécie assez prononcée ; céphalée vespérale et nocturne. Vertiges, déviation de la face à droite depuis dix jours, éblouissements. Roséole.

État actuel.— Roséole faible, à la vulve quelques plaques muqueuses, poly-adénite inguinale double indolente ; alopécie, les autres symptômes persistent également.

Face. — Déviation très nette à droite. Les plis labio-géniens, un peu effacés à gauche, sont très marqués à droite.

La température du côté droit est plus élevée que celle du côté gauche. Tremblement fibrillaire très marqué à droite, nul à gauche.

Les oreilles et les yeux sont sains.

Le côté gauche de la face exécute bien encore certains mouvements. La malade peut encore siffler et souffler ; il paraît y avoir plutôt de la contracture à droite que de la paralysie à gauche.

Traitement — 2 pilules de Dupuytren ; 3 gr. d'iodure de potassium.

15 *novembre.* — Injection dans la fesse de 0.10 centigr. de calomel. Iodure de potassium 4 gr.

19 *novembre.* — Un peu d'amélioration de la face. La céphalée diminue.

20 *novembre.* — L'amélioration continue. La céphalée a disparu, il ne reste qu'un peu de lourdeur de tête.

3 *décembre.* — Injection de 0,07 centig. 1/2 de calomel.

19 *décembre.* — La déviation de la face a disparu. Au niveau de la dent de sagesse droite, légère ulcération due probablement à l'évolution de cette dent.

20 *décembre.* — Injection de 0 gr. 20 de calomel.

31 *décembre.* — La malade sort guérie de ses accidents principaux ; plus de contracture, plus de céphalée.

Cette observation montre qu'associées à l'iodure de potassium, les injections hypodermiques de calomel sont efficaces pour guérir les accidents cérébraux de la syphilis.

Observation XI (Balzer) (1).

Leg..., Marie, 19 ans, blanchisseuse, enceinte de quatre mois, entre le 15 juillet 1885 à l'hôpital de Lourcine. Elle aurait eu les premiers accidents il y a environ trois mois, un gros bouton, dur, siégeant sur la grande lèvre droite. Depuis, peu de symptômes généraux, mais apparition des éruptions depuis deux mois environ. Plaques muqueuses allongées sur le bord des grandes lèvres, surtout à la partie supérieure de la grande lèvre gauche ; vaste plaque à la partie postérieure et à droite de l'orifice anal, plus large qu'une pièce de cinq francs, saillante, crevassée, douloureuse pendant la nuit et au moment des garde-robes. Plaques muqueuses sur l'amygdale gauche. Roséole généralisée, à larges taches, avec nombreux éléments papulo-squammeux sur le ventre et les membres inférieurs. Adénopathie généralisée, peu intense.

On institue le traitement habituel : deux pilules de Dupuytren par jour, deux cuillerées de *sirop d'iodure* de fer, compresses de liqueur de Van-Swieten étendue d'eau distillée, sur la vulve pendant la nuit ; cautérisations avec la solution de nitrate d'argent au vingtième, gargarismes au chlorate de potasse, bains. Ce traitement reste absolument sans effet. Sortie du service pendant huit jours, la malade rentre le 17 septembre. Le même traitement institué de nouveau, n'amène aucune modification. On décide de recourir aux injections de calomel, et on laisse alors la malade huit jours sans traitement général. On s'aperçoit alors que ce traitement général, bien qu'insuffisant pour guérir

____

(1) *Comptes rendus hebdomadaires de la Société de Biologie,* 1886, p. 512.

les éruptions et les plaques vulvaires, n'était pas absolument sans action, car pendant ces huit jours, malgré la continuation des soins locaux, les plaques devinrent plus saillantes et plus douloureuses, au point d'empêcher le sommeil pendant la nuit.

Le 4 *octobre*. — Première injection dans le dos, d'une demi-seringue de Pravaz de calomel en suspension dans l'huile de vaseline (soit deux centigrammes et demi de calomel, le mélange étant dosé de la façon suivante : huile de vaseline 1 gramme, calomel cinq centigrammes). L'injection n'est nullement douloureuse. Les jours suivants, il se produit une tuméfaction molle et légèrement douloureuse au point injecté. Le 11 octobre, nouvelle injection de cinq centigrammes de calomel dans la région lombaire ; les jours suivants la tuméfaction à ce niveau atteint le volume d'un œuf de poule. Nous avons pu craindre un moment la formation d'un abcès, mais, au bout d'une dizaine de jours, la tuméfaction indurée cesse de s'accroître et diminue progressivement.

Or, pendant ce temps, les manifestations cutanées de la syphilis, qui avaient été si rebelles, diminuaient, pour ainsi dire, à vue d'œil. Dès le 25 octobre, la roséole et les larges plaques muqueuses de la vulve avaient disparu ; les plaques s'étaient affaissées, tout suintement avait cessé. Il ne restait plus qu'une macule sèche, d'une couleur violacée. L'état général est excellent, la grossesse suit normalement son cours.

Le 18 *novembre*. — L'amélioration s'est parfaitement maintenue, le noyau d'induration est réduit de plus des deux tiers.

Cette malade est la première que M. Balzer ait traitée par les injections de calomel.

OBSERVATION XII (BALZER.) (Inédite.)

D. Juliette, 24 ans, couturière, vient à la consultation, envoyée par le Dr Piotillon. Elle présente à la vulve un chancre induré, peu ulcéré, d'apparence tout à fait caractéristique. On lui fait le jour même une injection sous-cutanée de dix centigrammes de calomel. Les jours suivants l'induration chancreuse disparaît, ainsi que l'adénopathie, avec une grande rapidité. Mais la malad e a un abcès qui s'ouvre le 18 mars.

Le 23 *mars*, injection de dix centigrammes de précipité jaune : pas d'abcès.

Le 6 *avril*, roséole, plaques opalines des amygdales. Troisième injection de dix centigrammes d'oxyde jaune.

Le 20 *avril*, la roséole a complètement disparu.

Le 27 *avril*, la roséole a reparu, plaques muqueuses des amygdales et ganglions de la nuque. Quatrième injection de cinq centigrammes de précipité jaune.

Le 18 *mai*, disparition de la roséole et des plaques muqueuses.

Malheureusement la malade a cessé à cette époque de revenir au traitement externe. Nous avons cru cependant devoir citer cette observation remarquable à cause de l'action sûre et rapide du mercure sur les accidents. Il s'était établi entre les manifestations syphilitiques et les effets du traitement une véritable alternance des mieux caractérisées. Des cas de ce genre sont démonstratifs au point de vue de l'action du mercure, et ne permettent aucune contestation à ses adversaires.

OBSERVATION XIII (abrégée). — *Syphilis rebelle.*

Rouss. Rosalie, 21 ans, domestique, entrée le 21 octobre 1886, Salle Astruc, lit n° 36.

La syphilis a été contractée probablement au commencement de novembre 1886, pas de misère physiologique, pas d'alcoolisme.

Elle présente le 21 août 1886 une syphilide papuleuse, à éléments moyens, prononcée surtout dans le dos.

10 *novembre* 1886. — Injection de 0 gr. 06 de calomel dans la fesse, peu de changement.

16 *novembre* 1886. — Injection de 0, 05 centig. de calomel.

30 *novembre*. — Injection de 0 gr. 10 de calomel, peu d'amélioration.

6 *décembre*. — Iritis de l'œil gauche. Atropine. L'iritis s'améliore.

1er *janvier* 1887. — Nouvelle poussée d'iritis. Malgré le traitement l'éruption ne s'est pas modifiée. On peut *se demander si le diagnostic de syphilis est vrai*. L'éruption est toujours formée de petits éléments durs au toucher et recouverts de squammes. Pas de démangeaison Teinte cuivrée, très nette. — Les jambes sont couvertes de la même éruption. — Il n'y a pas d'éruption au niveau des jointures (exten_ sion).

Février 1887. — La malade a subi le traitement du psoriasis (huile de cade). Ce traitement est loin d'améliorer l'éruption. Nouvelle poussée d'iritis, la malade n'a pas de traitement interne.

La poussée d'iritis dure un mois et demi.

Au milieu du mois de mars, nouvelle injection de calomel, avril et mai, 1 bain de sublimé par semaine, 1 centigr. de sublimé en pilule à l'intérieur, chaque jour.

En juin 1887, sueurs profuses très fétides.

Juillet. — Pas de mercure, Sp. iodure de fer, vin de gentiane.

Août. — Sp. iodure de fer, 3 bains de sublimé par semaine, 2 pilules de Dupuytren par jour.

27 *août*. — La malade est dans un état cachectique assez prononcé; elle est envoyée au Vésinet, où elle passe quelques jours seulement. L'état général est un peu amélioré.

Jusqu'à la fin de l'année, on continue à donner du sirop d'iodure de fer.

27 *janvier* 88. — Sur la face antérieure des bras, nouvelle poussée de syphilides papuleuses miliaires assez intense.

Sur le dos on voit les macules laissées par les syphilides antérieures, d'un brun jaunâtre, et dans l'intervalle on trouve une éruption papuleuse miliaire assez intense, rude au toucher.

Sur les jambes et les cuisses, même pigmentation, même éruption.

Légère éruption sur les lèvres, le cou et le front. Syphilide pigmentaire du cou.

Les sueurs ont diminué d'intensité.

Depuis le mois de janvier jusqu'au 12 juillet, le traitement a consisté en bains de sublimé — une pilule par jour (la malade avoue qu'elle a neuf fois oublié de prendre sa pilule).

État actuel 12 juillet. — La pupille de l'œil gauche est plus contractée que celle de l'œil droit; synéchies postérieures; la malade n'y voit pas bien de l'œil gauche; aux bras et aux avant-bras on constate toujours les éléments miliaires et les taches pigmentaires.

Dans le dos, nombreuses taches pigmentaires; l'éruption miliaire est à peu près complètement disparue — aux jambes, l'éruption est améliorée; périostose localisée de la crête du tibia (jambe gauche), faisant souffrir la malade la nuit.

Cette malade a été rebelle au traitement habituel de la syphilis, les bains de sublimé ont donné lesmeilleurs résultats.

STATISTIQUE DES MALADES

TRAITÉES

Par les Injections de Calomel et d'Oxyde jaune

Dans le service de M. BALZER

PENDANT LES ANNÉES 1886-87

Dressée par Mlle A. KLUMPKE

INTERNE DU SERVICE

NOMS, AGE, etc.; DATE DE L'ENTRÉE	DÉBUT des ACCIDENTS primitifs et secondaires	TRAITEMENT ANTÉRIEUR	RÉCIDIVES	ACCIDENTS A L'ENTRÉE	GROSSESSE	TRAITEMENT A L'HOPITAL — PIQURES	ABCÈS	STOMATITES	PILULES	FRICTIONS	RÉCIDIVES après TRAITEMENT à l'hôpital	TRAITEMENT de la RÉCIDIVE
Av., J., 21 ans, bonne. 5 mai 1887.	Chancre 3 mois.	Nul.		Plaques muqueuses. — vulvaires. — col utérin. Syphil. pigm.		Précipité j....... 0.05 — ...... 0.07 — ...... 0.07 0.19 *Sortie 7 juillet.*						
Aub., M., 21 ans, modiste. 10 mai 1887.	Chancre 10 jours.	Nul.		Chancre vulvaire. — de la lèvre supérieure du col utér.		Calomel........ 0.10 Précip. j........ 0.10 Calomel........ 0.10 0.30 *Sortie le 22 avril, conservant des plaques de la gorge encore le 18 mai.* 18 mai, Précip. j. 0.03					1 sept. Syphilides papuleuses, croûtes de peau. Plaques muq. de la gorge. Roséole tout le corps. Syphilides du cuir chevelu.	Pilules.
Hac., M., 20 ans, fille publique. 31 mars 1887.	Accidents secondaires 11 mois.	Sp de Gibert Pilules 30 piqûres Martineau.		Plaques muqueuses. — vulvaires. — de la gorge. Syph. pigm. du cou.		Précip. j........ 0.10 Calomel........ 0.10 0.20 *Sortie 29 avril 1887.*						
Ack., B., 17 ans, 13 janv. 1887.	Ac. primitif début 3 mois.	Nul.		Plaques muq. vulv. Syph. pap. squam. du cuir chevelu.		15 janv. calomel. 0.10 31 janv. calomel. 0.10 2 fév. préc. jaune 0.10 0.30 *Sortie 9 février 1887.*						
Alb., E., 26 ans, domestique. 25 nov. 1886.	Ac. primitif 4 mois.			Plaques muq. vulv. — amygd. Polyadénite ing. — nuque. Roséole.					Pilules.		3 *fév.* 87. Plaq. muq.vulv. amygd. Plaq. muq. buccale. Adénite inguinale. Gangl. nuque. Roséole. Syphilide éry-thémat. *Grossesse 6 mois.*	4 *févr.* Calomel. 0.10 26 *févr.* Calomel. 0.10 0.20 f. couche 4 mars Morte d'un *phlegmon de la fosse iliaque.* *Autopsiée.*

NOMS, AGE, etc.; DATE DE L'ENTRÉE	DÉBUT des ACCIDENTS primitifs et secondaires	TRAITEMENT ANTÉRIEUR	RÉCIDIVES	ACCIDENTS A L'ENTRÉE	GROSSESSE	TRAITEMENT A L'HOPITAL					RÉCIDIVES après TRAITEMENT à l'hôpital	TRAITEMENT de la RÉCIDIVE
						PIQURES	ABCÈS	STOMATITES	PILULES	FRICTIONS		
Berg., J., 21 ans, couturière. 27 octob. 1887.	Secondaires datant de 1 mois.	Nul.		Plaques muqueuses vulvaires, anales, amygdaliennes. Syphilides cutanées, disséminées. Adénopathies inguinale et cervicale.		29 oct. Précip. j.. 0.07 11 nov. — .. 0 04 30 nov. — .. 0.07 0.18		16 décemb. Gingivite.	16 déc. 1 pilule. 1er janv. 2 pilules.			
Bern., I., 20 ans, mécanicienne (Nièvre). 28 octob. 1887.	Secondaires datant de 1 mois.	Nul.		Œdème des grandes lèvres. Plaques muqueuses diphtéritiques vulvaires. Syphilides cutanées. Psoriasis palmaire. Adénopathie de la nuque.	7 mois	29 oct. Précip. j.. 0.07 Sortie le 16 janvier 1888. (Rien à l'observation.)			15 nov. 2 pilules.	24 novembre Frictions.		
Ber., C., 28 ans, cordière (Paris). 27 oct. 1887.	Secondaires datant de 5 mois.	Nul.		Syphilides érythémateuses du corps. Adénopathie inguinale double. Chute des cheveux.		29 oct. Précip. j.. 0.07 11 nov. — .. 0.07 0.14 Sortie le 28 janvier 1888, guérie.		Gingivite.	30 nov. 1 p. borate de mercure.			
Bert., S., 19 ans, couturière. 20 déc. 1887.		Fracastor. Liq. de Van Swieten dep. le 1er juill. et bains sublimés pendant 1 mois. Salle Astr. Du 20 sept. au 10 octob. 1 pilule.		Polyadénite inguinale double. Syphilides pigmentaires du cou. Psoriasis palmaire. Plaques muqueuses amygd. et voile du palais. Chute des cheveux.		31 déc. Précip. j.. 0.07 Sortie le 13 janvier 1888. Plaques buccales guéries.						

NOMS, AGE, etc.; DATE DE L'ENTRÉE	DÉBUT des ACCIDENTS primitifs et secondaires	TRAITEMENT ANTÉRIEUR	RÉCIDIVES	ACCIDENTS A L'ENTRÉE	GROSSESSE	TRAITEMENT A L'HOPITAL — PIQURES	ABCÈS	STOMATITES	PILULES	FRICTIONS	RÉCIDIVES après TRAITEMENT à l'hôpital	TRAITEMENT de la RÉCIDIVE
B., J., 24 ans, journalière. 6 oct. 1887. Rentrée le 15 déc. 87.		Nul.		Plaques muq. labiales vulvaires. Adénopathie inguinale double. Syphilides. Psoriasis palmaire. Adénopath. nuq.		7 oct. Précip. j.. 0.07 20 oct. Précip. j.. 0.07 0.14 *Sortie le 5 novembre, pas complétement guérie.*					Syphilides papulo-croû-teuses. *Sortie le 4 janvier. État très satisfaisant.*	16 décembre : Préc. j.. 0.07
Br., L., 14 ans, cartonnière. 30 juin 1887.	1 mois.	Nul.		Chancre syphilitique. Adénopathie inguinale double.		9 juillet. Calomel 0.02 20 juill. Précip. j.. 0.08 11 août. — .. 0.05 26 août. — .. 0.04 0.16 *Sortie le 19 déc. 1887 guérie.*			30 juin, 2 pil.			
Bea., H., 22 ans, cuisinière. 6 juin 1887.	Chancre 2 mois.	Nul.		Chancre induré. Plaques muq. vulv. Roséole éteinte. Adénopathie inguinale. Céphalée. Fatigue générale. 9 juin, nouvelle poussée roséole.		Précip. j........ 0.08 — .... 0.05 0.13 *Sortie 2 juillet 1887.*						
Bes., J., 22 ans, fleuriste. 23 juin 1887.	Secondaires 4 mois.	Nul.		Plaques muq. vulv. — anales. — labiales, amygd. Adénopathie ing. — nuque. Alopécie. Doul. ostéocopes.		Précip. j.,...... 0.07 *Sortie 16 juillet 1887.*						
Br., A., 19 ans, domestique. 31 mars 1887.	Secondaires 1 mois.	Sp Gibert. 1 cuillerée pendant 8 jours.		Manifest. *cutanées.* Syphil. papul. miliaire généralisée. Roséole éteinte. Syphil. circinés du cou — cuir chevelu. Syphil. pigment. cou. Céphalée, plaq. muq. amygd.		Précip. j........ 0.10 Calomel .... 0.10 Précip. j........ 0.05 — .... 0.07 0.32 *Sortie 14 mai 1887.*						

NOMS, AGE, etc.; DATE DE L'ENTRÉE	DÉBUT des ACCIDENTS primitifs et secondaires	TRAITEMENT ANTÉRIEUR	RÉCIDIVES	ACCIDENTS A L'ENTRÉE	GROSSESSE	TRAITEMENT A L'HOPITAL					RÉCIDIVES après TRAITEMENT à l'hôpital	TRAITEMENT de la RÉCIDIVE
						PIQURES	ABCÈS	STOMATITES	PILULES	FRICTIONS		
Bo., A., 28 ans, cuisinière. 17 nov. 1887.	Secondaires 3 mois.	Sp Gibert 1 cuillerée pendant 8 jours.		Plaq. muq. vulvaires. — labiales, linguales, palpébrales. Syphil. papul. squammeuse. Chute des cheveux. Adénopathie nuque. — inguin. *Mauvaises dents.*		Précip. j....... 0.07 *Sortie 12 déc. 1887.*						
Bo., M., 20 ans, bonne. 13 oct. 1887.	Secondaires 3 semaines.	Nul.		Plaq. muq. vulv. — anales. — amygd. Adénopathie inguinale Roséole.		Précip. j........ 0.05 — .... 0.07 ——— 0.12 *Sort. guérie 15 déc. 1887.*		légère 19 nov.				
B., E., 17 ans 1/2, culottière. 10 nov. 1887.	Secondaires 2 mois.	Nul.		Plaq. muq. vulvaires, amygdal. Adénopathie inguin. double. Roséole. Syphil. pigmentaire. Céphalée. *Bonnes dents.*		Précip. j........ 0.07 *Sortie 21 nov. 1887, sur sa demande, non guérie.*						
Bap., M., 33 ans, cuisinière. 6 oct. 1887.	Secondaires 1 mois.	Nul.		Plaq. muq. vulvaires. Adénopathie cervicale et inguinale.		7 oct. Précip. j... 0,04 *Sortie le 9 nov., presque guérie.*	26 oct.		26 oct. 2 pilules.			
Bec., M., 19 ans, mécanicienne. 3 nov. 1887.		Nul.		Polyadénite inguinale. Syphilide pigm. du cou. Plaq. muq. amygd. et palatines. Céphalée.		5 nov. Précip. j... 0.07 *Sortie le 14 nov. 1887.*						

NOMS, AGE, etc.; DATE DE L'ENTRÉE	DÉBUT des ACCIDENTS primitifs et secondaires	TRAITEMENT ANTÉRIEUR	RÉCIDIVES	ACCIDENTS A L'ENTRÉE	GROSSESSE	TRAITEMENT A L'HOPITAL — PIQURES	ABCÈS	STOMATITES	PILULES	FRICTIONS	RÉCIDIVES après TRAITEMENT à l'hôpital	TRAITEMENT de la RÉCIDIVE
Bl., P., 23 ans, domestique. 27 mai 1886. 30 sept. 1886. 14 avril 1887.	Secondaires 2 mois.	Nul.		Plaq. muq. vulv. Amygd. Roséole. Adénop. ing. et cervicale. Alopécie.		Sortie 18 juin 1887.			15 pilules		1re Récidive Plaq. muq. vulv. amygd. labiales. Roséole. Psoriasis palmaire et plantaire. Chute des cheveux. 2e Récidive Plaq. muq. grandes lèvres. Lèvres. Amygd.	Pil. calomel.... 0.01 Piq. calomel... 0.10 — précip. j.. 0.05 — — .. 0.05 0.20
Bl., H., 22 ans, cuisinière. 17 fév. 1887.	Secondaires 1 an.	Nul.		Plaq. muq. des grandes lèvres.		20 févr. Calomel, 0.10 12 mars. — , 0.10 30 mars. Précip. j. 0.10 10 avril. Calomel. 0.10 0.40 Sortie 30 avril 1887.						
Ben., G., 19 ans, domestique. 26 fév. 1887.	Secondaires 2 mois.	Nul.		Plaq. muq. vul. amygd. Adénop. inguin. cervicale. Roséole.		26 fév. Calomel. 0.10 16 mars. Précip. j. 0.10 3 avril. Précip. j. 0.10 20 avril. Calomel. 0.10 0.40 Sortie le 11 mai. *OBSERVATION.* — Le 14 mai, 3 jours après la sortie, la malade se plaint de douleurs buccales, sécheresse, etc., suivies d'une salivation abondante.						
B., M., 33 ans, femme de ménage. 4 mai 1886. 10 fév. 1887.	Secondaires 6 mois.	Nul.		Plaques muq. vulv. amygd. Adénop. inguinale et cervicale.		Pas d'indication de traitement.					3 jours. plaq. muq. des lèvres. Roséole. Adénopathie nuque. *Sortie le 18 av. 1887.* *Plus d'accidents syph.*	Calomel........ 0.10 Calomel........ 0.10 (Abcès.) Précip. j........ 0.10 Calomel........ 0.10 0.40
B., M., 22 ans, journalière. 2 déc. 1886.	Primitifs 6 jours.	Nul.		Ulcérations des lèvres qui sont indurées. Œdème vulvaire. Polyadénite inguinale double. *Mauvaise dentition.*		21 janv. Calomel. 0.10 9 févr. — . 0.10 2 mars. — . 0.10 28 mars. Précip. j. 0.10 0.40 *Sortie le 9 avril, il reste des macules.*						

NOMS, AGE, etc.; DATE DE L'ENTRÉE	DÉBUT des ACCIDENTS primitifs et secondaires	TRAITEMENT ANTÉRIEUR	RÉCIDIVES	ACCIDENTS A L'ENTRÉE	GROSSESSE	TRAITEMENT A L'HOPITAL — PIQURES	ABCÈS	STOMATITES	PILULES	FRICTIONS	RÉCIDIVES après TRAITEMENT à l'hôpital	TRAITEMENT de la RÉCIDIVE
Bru., H., 34 ans, domestique. 24 mars 1887.	Secondaires 3 mois.	Nul.		Bubon suppuré de cause inappréciable. Papules légèrement saillantes.		23 mars. Précip. j. 0.10 13 avril. Calomel. 0.10 4 mai. Précip. j. 0.05 15 mai. — 0.07 0.32 *Sortie 5 avril 1887.*						
Ba., V., 40 ans, blanchisseuse. 6 mai 1886. 27 janvier 1887.	Secondaires 3 semaines.	Nul.		Plaq. muq. vulv. Polyadénite inguinale double.		Pas d'indication de traitement.					Syphilis secondaire. *Sortie 11 fév. 1887*	27 janv. 1887. Inject. Calomel. 0.10
Bo., L., 18 ans, domestique.	Primitifs 1 mois.	Nul.		Plaq. muq. vulv. Adénop. ing. double. Roséole. Céphalée.		20 juin. Précip. j. 0.08 13 juill. — 0.08 29 juill. — 0.07 0.23			Pilule sublimé.			
Bre., M., 11 ans, couturière. 20 janvier 1887. 4 mai 1887.	Primitifs 5 mois.	Traitement non indiqué.		Plaq. muq. vulv. Polyadén. inguin. et cervicale. Roséole. Syphilides papulo-croûteuses des cheveux. Alopécie.		21 janv. Calomel. 0.10 11 févr. — 0.10 25 févr. — 0.10 12 mars. — 0.10 0.40 *Pas d'accidents à la sortie.*	2				Plaques muq. vulv. amygd. *Sortie le 25 mai sans manifest. syph.*	Pilules de sublimé.
Den., M., 25 ans, couturière. 6 janvier 1887. 2 février 1887.	Primitifs 2 mois. Secondaires 8 jours.	Nul.		Ulcérations à bords saillants sur la vulve. Adénopathie inguin.		Pas d'indication de traitement.					Plaq. muq. anales linguales. Syphilis pigm. du cou. A pris des pilules pendant 15 jours.	Inject. Calomel. 0.10 — 0.10 0.20
Bre., L., 19 ans, passement. 16 déc. 1886.	Secondaires janvier 1885.	Traitée à Natalis Guillot par injection et pilules.		Plaq. muq vulvaires, anales. Traces de roséole. Adénopathie inguinale et cervicale.		9 janv. Calomel.. 0.10 21 janv. Calomel.. 0.10 16 févr. Précipit. j. 0.10 4 mars. Calomel. 0.10 0.40						

NOMS, AGE, etc.; DATE DE L'ENTRÉE	DÉBUT des ACCIDENTS primitifs et secondaires	TRAITEMENT ANTÉRIEUR	RÉCIDIVES	ACCIDENTS A L'ENTRÉE	GROSSESSE	TRAITEMENT A L'HOPITAL					RÉCIDIVES après TRAITEMENT à l'hôpital	TRAITEMENT de la RÉCIDIVE
						PIQURES	ABCÈS	STOMATITES	PILULES	FRICTIONS		
Bo., E., 24 ans, cuisinière. 17 fév. 1887.	Secondaires 2 mois.	Nul.		Plaq. muq. vulvaires, anales, buccales, amygd. Roséole. Adénopathie ing. et cervicale.		19 fév. Calomel .. 0.10 / 9 mars. — .. 0.10 / 30 mars. Précip.j. 0.10 / 18 avril. Calomel. 0.10 / 0.40 / Sortie guérie le 27 avril.						
Boi., L., 25 ans, teinturière. 30 déc. 1886.	Secondaires 3 mois.			Plaq. muq. vulv. — sillon genito-crural. Polyad. inguinale. — cervicale.	6 mois	31 déc. Calomel. 0.10 / 14 janv. — . 0.10 / 0.20						
B., L., 21 ans 1/2, fille de salle. 29 janv. 1887.				Syphilis secondaire.		21 janv. Calomel., 0.10 / 9 févr. — . 0.05 / 2 mars. — . 0.10 / 23 mars. Précip.j. 0.10 / 0.35 / Sortie 2 avril 1887.						
Vve B., E., 41 ans, femme de ménage. 2 mars 1887.				Syphilis secondaire. Plaques muqueuses.		2 mars. Calomel. 0.10 / 23 mars. Précip.j. 0.10 / 0.20	1					
Bon., J., 24 ans, couturière. 1er mars 1887.	Chancre infectant datant de 8 jours.	Nul.		6 avril. Roséole. Plaq. muq. amygd. 24 avril. Disp. de la roséole. 27 avril. Retour. Pl. muq. amygd. Adénop. cervicale.		2 mars. Calomel. 0.10 / 23 mars. Précip.j. 0.10 / 6 avril. — . 0.10 / 27 — — . 0.05 / 0.35 / 18 mai. Aucune manifestation syphilitique.						
Ch., L., 20 ans, couturière. 21 avril 1887.	Secondaires 2 mois.	60 pilules proto-iodure		Plaq. muq. vulv. — anales. — amygd. Adénopathie inguinale Roséole. Syphil. papul. nuque. — pigment. cou. Laryngite. Stomatite légère.		27 avril. Précip.j. 0.05 / 6 mai. — 0.05 / 0.10 / Sortie 8 mai 1887.			22 avril, pilules sublimé.			

NOMS, AGE, etc.; DATE DE L'ENTRÉE	DÉBUT des ACCIDENTS primitifs et secondaires	TRAITEMENT ANTÉRIEUR	RÉCIDIVES	ACCIDENTS A L'ENTRÉE	GROSSESSE	TRAITEMENT A L'HOPITAL				RÉCIDIVES après TRAITEMENT à l'hôpital	TRAITEMENT de la RÉCIDIVE
						PIQURES	ADCÈS	STOMATITES	PILULES		
Col., P., f. Vil., 30 ans, plumassière. 20 mai 1887.	Secondaires 6 semaines.	30 pilules proto-iodure. (Tenon)	1	Depuis 15 jours : Plaq. muq. vulv., anal. Adénopathie inguin. Roséole. Syphilide pigm. Céphalée.		27 mai. Précip. j. 0.07 *Sortie 13 juin, sans accid. syphil.*					
Car., A., 24 ans, cuisinière. 3 février 1887.	Secondaires 3 semaines.	Nul.		Plaq. muq. vulv. — amygd. Roséole. Syphil. papuleuse. — érythémat. — papulo-squammeuse. Syphil. tuberculeuse. Adénopathie inguinale — nuque.		4 fév. Calomel. 0.10 26 fév. — . 0.10 12 mars. Précip. j. 0.10 0.40 *Sortie le 9 avril, conservant des macules.* 4 mai. Nouv. macules. 2 cuillerées liqueur Van Swieten.	1 canaliculaire.				
Chn., L., f. Vin., 25 ans, femme de chambre. 16 décem. 1886.	Secondaires 2 mois.			Plaq. muq. vulv. — anales. — amygd. Adénopathie inguin. Syphilides circinées.	6 mois	17 déc. Calomel. 0.10 31 déc. — . 0.10 14 janv. — . 0.10 4 fév. — . 0.10 0.40 *Sortie 3 mai 1887.*					
Col., L., 19 ans, couturière 23 juin 1887.	Secondaires 1 mois.			Plaq. muq. vulv. — anales. — amygd. Adénopathie ing. Syphilides papulo-squamm. Syphilides cuir chevelu.		*Sortie 11 juillet 1887.*					4 août 1886. Plaq. muq. vul. — anales. — amygd. Syph. érythém. datant de 8 jours. Syphil. cutanées. Plaq. muq. linguales. Plaq. muq. gingivales. *Sortie 13 août 1887.*
Cal., J., 26 ans, couturière. (Belgique). 11 novem. 1886.	Primitifs 3 mois.			Plaq. muq. vul. Roséole. Céphalée.		15 nov. Calom. 0.10 3 déc. — . 0.07 1/2 20 déc. — . 0.10 5 janv. — . 0.10 0.37 1/2 *Sortie 15 janvier.*			11 nov. 2 pilules sublimé.		

NOMS, AGE, etc. ; DATE DE L'ENTRÉE	DÉBUT des ACCIDENTS primitifs et secondaires	TRAITEMENT ANTÉRIEUR	RÉCIDIVES	ACCIDENTS A L'ENTRÉE	GROSSESSE	TRAITEMENT A L'HOPITAL — PIQURES	ABCÈS	STOMATITES	PILULES	FRICTIONS	RÉCIDIVES après TRAITEMENT à l'hôpital	TRAITEMENT de la RÉCIDIVE
Cas., A., 19 ans, couturière. 28 avril 1887.	Chancre Janvier 1887.	28 piqûres Martineau *Sortie guérie.*	1	Roséole éteinte. Plaques muq. amygd., voile du palais. Adénopathie de la nuque.		Précip. j........ 0.05 — .... 0.05 — .... 0.07 — .... 0.08 ——— 0.25					19 novembre 1887. Plaq. muq. vulv. — labiales. Syphil. pig. du cou. *Sortie guérie le* 29 nov. 1887.	2 pil. borate de mercure.
Col., J., 20 ans, domestique. 10 fév. 1887.	Secondaires 6 mois.			Plaq. muq. vulvaires. — anales. — amygdal. Adénopathie. ing. — cervic.	8 mois	Calomel........ 0.10 *Sortie 12 mars 1887.*						
Cha., A., 19 ans, fille de salle. 11 nov. 1886.	Chancre 6 à 7 semaines.	Nul.		Œdème dur de la grande lèvre. Plaq. muq. vulvaires. — amygdal. Polyadénite inguinale. — nuque. Roséole.		Calomel........ 0.10 — .... 0.10 — .... 0.10 Précip. j........ 0.10 ——— 0.40 Plaque muqueuse labiale persiste encore, 18 avril *Sortie 29 avril.*					6 octobre 1887. Plaq. muq. vulv. — anales. Adénopathie nuque. Syphilide pig. cou. *Sortie 18 oct 1887. État satisfaisant.*	2 pil. sublimé par jour.
Cho., A., 19 ans, domestique. 24 fév. 1887.	Secondaires 3 semaines.	Nul.		Plaq. muq. vulvaires. — amygd. Polyadénite inguinale. Roséole. Syphilides pigment.		24 févr. Calomel. 0.10 16 mars. Précip. j. 0.10 3 avril. — . 0.11 20 avril. Calomel. 0.10 ——— 0.41 Persistance d'une plaque muqueuse de la gorge, 12 mai. *Sortie guérie 4 oct. 1887.*						
Car., M., 20 ans, couturière. 28 avril 1887.	Secondaires 3 semaines.	Nul.		Cicatrice indurée du chancre. Adénopathie inguin. — nuque. Roséole. Laryngite.		29 avril. Précip. j. 0.05 *Sortie 11 mai 1887.*						

NOMS, AGE, etc.; DATE DE L'ENTRÉE	DÉBUT des ACCIDENTS primitifs et secondaires	TRAITEMENT ANTÉRIEUR	RÉCIDIVES	ACCIDENTS A L'ENTRÉE	GROSSESSE	TRAITEMENT A L'HOPITAL — PIQURES	ABCÈS	STOMATITES	PILULES	FRICTIONS	RÉCIDIVES après TRAITEMENT à l'hôpital	TRAITEMENT de la RÉCIDIVE
Cha., J., 21 ans, domestique. 17 mars 1887.	Secondaires août 1886.	Entrée octobre 1886 à Cullerier. Sortie guérie mars 1887.	1	Adénopathie inguin. Plaq. muq. amygd. Syphilide pigmentaire du cou.		18 mars. Précip. j. 0.10 6 avril. — . 0.10 0 20 *Sortie 30 avril 1887.*						
Ch., A., 22 ans, domestique. 1er sept. 1887.	Secondaires 3 mois.	Nul.		Plaq. muq. vulvaires, de la gorge, langue, lèvres.	5 mois	Précip. j........ 0.07 Borate de Hg.... 0.06 Précip. j........ 0.07 0.20 *Sortie le 15 déc. 1887, guérie.*	1		15 nov. 2 pilules Dup.			
Co., M., 21 ans, couturière. 7 juillet 1887.	Secondaires 1 mois.	Nul.		Plaq. muq. vulvaires, amygdal. Roséole. Alopécie.		Calomel........ 0.10 0.10	1		Septemb. 2 pilules Dup.			
Ch., A., 19 ans, casilière. 19 nov. 1887.	Secondaires 1 mois.			Plaq. muq. vulvaires. Roséole. Syph. pigm. du cou. Céphalée.		Précip. j........ 0.07 — 0.05 0.12						
Cri., A., f. Lez., 27 ans, f. de ménage. 28 juillet 1888.	Secondaires	9 plq. Martineau, 3 semaines de liqueur Van Swieten	12 jours.	Plaq. muq. vulvaires, amygd. Syph. érythémateuse. Syph. pigm. du cou.		Précip. j........ 0.07 — .... 0.05 0.12 *Sortie 24 novembre 1887*	2		2 sept. 1 pilule sublimé.			
Co., F., 24 ans, couturière. 17 nov. 1887.	Secondaires début, 1 mois.	Nul.		Plaq. muq. anales, amygdal. Syphil. pap.-lenticul. — pap.-croûteus. Chute de cheveux. *Mauvaise dentition.* Couronne de Vénus. Céphalée.		Précip. j...... 0.07 0.07 *Sortie le 1er déc. 1887. Etat satisfaisant. Eruption disparait.*						

NOMS, AGE, etc.; DATE DE L'ENTRÉE	DÉBUT des ACCIDENTS primitifs et secondaires	TRAITEMENT ANTÉRIEUR	RÉCIDIVES	ACCIDENTS A L'ENTRÉE	GROSSESSE	TRAITEMENT A L'HOPITAL — PIQURES	ABCÈS	STOMATITES	PILULES	FRICTIONS	RÉCIDIVES après TRAITEMENT à l'hôpital	TRAITEMENT de la RÉCIDIVE
Ch., L., 19 ans, batteuse d'or. 17 juillet 1886.	Secondaires 3 mois.			Plaq. muq. vulvaires. Adénite inguinale. Syphilide papuleuse. Pilules. *Sortie 4 août 1886.*		1 janv. 87. Calomel. 0.10 19 janv. — . 0.10 — . 0.10 Précip. j......... 0.10 0.40	1		pilules 6 mois			
Ca., A., 29 ans, journalière. 27 avril 1887.	Secondaires 5 mois.			Plaq. muq. vulvaires. — amygd. Roséole.		27 avril. Précip. j. 0.05 4 mai. — . 0.05 0.10						
Cl., É., 21 ans, journalière. 26 janvier 1888.	Secondaires 3 mois 1/2.	Nul.		Plaq. muq. vulvaires. — anales. — amyg. — sillon génito-crural. Polyadénite inguin. — cervic. Syphilide papuleuse. — circinée. — croûteuse.		27 janv. Précip. j. 0.05 0.05						
Du. A., 16 ans. 5 mai 1887.	Primitifs 12 jours.	Nul.		Chancre syphilitique siégeant à la vulve. Adénopathie inguin.		20 mai. Précip. j. 0.07 4 juin. — . 0.08 0.15 *Sortie 11 juillet 1887.*						
Du., V., 23 ans, cuisinière. 24 février 1887.	Secondaires 4 mois.	Nul.		Plaq. muq. vulvaires buccales. Acné syphilitique. Syphilides érythém. Adénop. inguinale et cervicale.		24 févr. Calomel. 0.10 16 mars. Précip. j. 0.10 3 avril. — . 0.10 0.30 *Sortie 26 avril 1887.*						
De., R., 21 ans, fleuriste. 21 avril 1887.	Primitifs. 3 semaines.	Nul.		Traces de chancre induré. Roséole.		27 avril. Précip. j. 0.05 0.05 *Sortie 24 avril 1887.*						

NOMS, AGE, etc.; DATE DE L'ENTRÉE	DÉBUT des ACCIDENTS primitifs et secondaires	TRAITEMENT ANTÉRIEUR	RÉCIDIVES	ACCIDENTS A L'ENTRÉE	GROSSESSE	TRAITEMENT A L'HOPITAL					RÉCIDIVES après TRAITEMENT à l'hôpital	TRAITEMENT de la RÉCIDIVE
						PIQURES	ABCÈS	STOMATITES	PILULES	FRICTIONS		
Du., M., 20 ans, blanchisseuse. 3 février 1887.	Secondaires 1 an.	Traitement, mais non indiqué.		Erythème des cuisses avec ulcérations indurées. Acné. Adénite. Plaq. muq. vulvaires.		1 févr. Colomel.. 0.10 24 févr. — .. 0.10 ——— 0.20 *Sortie 25 février 1887.*	1					
De., M., 28 ans, employée. 13 janv. 1887.	Primitifs mai 1885.	Traitée à Nantes par le sirop de Gibert.		Syphilides maculaires. Polyadénite inguin. et cervic.		14 janv. Calomel. 0.10 2 févr. — . 0.10 26 févr. — . 0.10 ——— 0.30 *Sortie 15 mars 1887*	1					
De., J., 23 ans, lingère. 2 juin 1887.				Plaq. muq. vulvaires.		5 juin. Précip. j. 0.08 *Sortie le 13 juin 1887, avec plaq. muqueuses dans la gorge.*						
Da., L., 19 ans, blanchisseuse. 24 nov. 1887.				Plaq. muq. vulvaires, — anales. Syphil. pigment. de la nuque et des aisselles. Plaq. muq. inter. digitales. Syph. du cuir chevelu. Céphalée.		Précip. j .... 0.07 Précip. j .... 0.07 ——— 0.14 *Sortie le 23 déc. 1887, guérie.*						
Du., M., 20 ans, couturière. 3 nov. 1887.	Secondaires 1 mois.			Plaq. muq. vulvaires, — amygdal. — longue. Polyadénite inguinale double. *Dents assez bonnes.*		Précip. j .... 0.07 Précip. j .... 0.07 ——— 0.14 *Sortie le 2 janvier 1888, guérie.*						
De., M., 17 ans, repasseuse. 5 août 1886. 4 nov. 1886. 1er sep. 1887.	Secondaires 15 jours.	Nul.		Plaq. muq. de la lèvre inférieure. Polyadénite inguinale double. Ulcération vulvaire.		*Pas d'indication de traitement.*					1re récidive : Plaq. muq. vulvaires, anales, buccales. Polyadénite, roséole. 2e récidive : Plaq. muq. vulv. Adénopathie inguin. et cervicale.	14 janv. Calom. 0.10 (Abcès.) 2 fév. Calomel. 0.10 (Abcès.) 26 fév. Calomel. 0.10 (Abcès.) 18 mars, Préc. j. 0.10 (Abcès.) ——— 0.40 *Sortie 5 avril.* Pilules de sublimé. *Sortie 28 déc. 87.*

NOMS, AGE, etc.; DATE DE L'ENTRÉE	DÉBUT des ACCIDENTS primitifs et secondaires	TRAITEMENT ANTÉRIEUR	RÉCIDIVES	ACCIDENTS A L'ENTRÉE	GROSSESSE	TRAITEMENT A L'HOPITAL — PIQURES	ABCÈS	STOMATITES	PILULES	FRICTIONS	RÉCIDIVES après TRAITEMENT à l'hôpital	TRAITEMENT de la RÉCIDIVE
Dr., F., 20 ans, couturière. 28 mai 1887.	Primitifs avril 1887. Secondaires 8 jours.	Nul.		Plaq. muq. vulvaires. Adénopathie inguinale double. Roséole.		1er juin. Précip. j. 0.08 5 juill. — . 0.08 20 juill. — . 0.05 0.21 *Sortie le 18 août, plus de manifest. syph.*			Pilules sublimé.			
Du., A., 18 ans, f. de brasserie. 1er sept. 1887.	Secondaires 8 jours.	Nul.		Plaq. muq. anales, vulvaires, amygd. Adénopathie inguin., cervicale.		2 sept. Précip. j. 0.07 0.07 *Sortie le 25 sept., plaq. muq. anales non guéries.*		6 sept. légère stom. 10 sep. stom. latente.				
Dr., J., 18 ans, giletière. 9 juin 1887. 8 sept. 1887.	Primitifs 5 mois 1/2.	2 piqûres calomel à Saint-Louis (Abcès)		Plaques muq. anales, vulv., amygd., buccales. Adénopathie inguinale double et cervicale. Roséole. Syphilides pigment. Alopécie. Céphalée.		29 juin. Précip. j. 0.05 0.05 *Sortie 8 juillet 1887.*			Pilules sublimé.		8 septembre 1887. Plaq. muq vulv. Adénop. inguinale cervicale. Chute des cheveux. Syphilide pigmentaire du cuir chevelu. *Renvoyée le 21 sept. 1887.*	9 septembre 1887. Précipité jaune. 0.06
De., P., 20 ans, couturière. 7 déc. 1887.	Secondaires 9 mois.	Liqueur Van Swieten 6 bains sublimés.		Plaq. muq. vulvaires, anales, amygd. Syph. pigmentaire. — *cutanée.* Fatigue générale. *Dentition bonne.*		Précip. j........ 0.07 Précip. j........ 0.04 0.11 *Sortie le 15 janv. 1888, plaques guéries.*		légère			
Du., L., 18 ans, relieuse. 1er déc. 1887.	Secondaires 6 mois.	Liqueur Van Swieten (1 cuillerée) pend. 15 jou. — 3 sem.	8 jours.	Plaq. muq. vulvaires. — anales. Macules. Syph. pigmentaire.		Précip. j........ 0.07 0.07 *Sortie le 15 déc. 1887, peu améliorée.*					
Da., M., 22 ans, blanchisseuse. 25 avril 1887. 29 déc. 1887.	Chancre 4 mois.	Liqueur Van Swieten 4 mois Kl. 2 à 6 gr. par jour, 30 piqûres Martineau		Syphilides vulvaires. Syphilide pigmentaire du cou. Céphalée.		Précip. j........ 0.07 Précip. j........ 0.04 Précip. j........ 0.07 Précip. j........ 0.07 0.25 *Sortie le 8 décembre, très améliorée, non guérie. Rentrée le 29 décembre, nouvelle poussée.*					

NOMS, AGE, etc.; DATE DE L'ENTRÉE	DÉBUT des ACCIDENTS primitifs et secondaires	TRAITEMENT ANTÉRIEUR	RÉCIDIVES	ACCIDENTS A L'ENTRÉE	GROSSESSE	TRAITEMENT A L'HOPITAL					RÉCIDIVES aprés TRAITEMENT à l'hôpital	TRAITEMENT de la RÉCIDIVE
						PIQURES	ABCÈS	STOMATITES	PILULES	FRICTIONS		
De., L., 19 ans. couturière. 7 juil. 1887. 28 juil. 1887.		Liqueur Van Swieten 3 mois (2 cuillerées par jour) Sirop de Gibert.		Plaq. muq. vulvaires. Syphilide pigmentaire. Adénopathie de la nuque.		Précip. j......... 0.05 — 0.07 0.12			Pil. Dup.		1re Récidive 1er décembre. Pl. muq. de la lèvre post. du col utérin. Adénopathie ing. double. *Sort à peu près guérie le 28 décemb.* 2e Récidive. *15 janvier 1888.* Légères plaq. vulv. Adénopathie doubl. Légère syphilide à la commissure gauche des lèvres. *Bonnes dents.*	1 Injection d'oxide jaune. 2 pilules pendant huit jours.
Du., L., 19 ans. couturière. 19 janv. 1888.	Chancre du col utérin.	Sublimé (Saint-Louis) (Pr. Fournier).		Plaq. muq. amygdal. — labiales. Roséole. Syphilide pigment. Adénopathie de la nuque. Chute des cheveux. *Dentition bonne.* Doul. ostéocopes.		Précip. j......... 0.07 *Sortie 27 janvier 1888.*						
Da., M., 20 ans, servante chez un marchand de vin. 12 janv. 1888.	Secondaires 2 mois.	Nul.		Plaq. muq. vulvaires. — anales. Polyadénite inguin. Polyadénite de la nuque. Roséole. Chute des cheveux. Céphalalgie. *Dents assez bonnes.*		Précip. j......... 0.05						
Da., E., 22 ans, couturière. 11 mars 1887.	Secondaires 3 mois.	Nul.		Plaq. muq. vulvaires. Plaq. des lèvres. — de la langue. Syphilides pap. — de la peau.		12 mars. Calomel. 0.10 *Sortie 14 mars 1887.*						
De., M., 16 ans, couturière. 30 oct. 1886.	Primitifs juin 1886. Secondaires juin.	Nul.		Plaq. muq. vulvaires, anales, amygd.		25 mars. Précip. j. 0.10 13 avril. Calomel. 0.10 0.20						

NOMS, AGE, etc.; DATE DE L'ENTRÉE	DÉBUT des ACCIDENTS primitifs et secondaires	TRAITEMENT ANTÉRIEUR	RÉCIDIVES	ACCIDENTS A L'ENTRÉE	GROSSESSE	PIQURES	ABCÈS	STOMATITES	PILULES	FRICTIONS	RÉCIDIVES après TRAITEMENT à l'hôpital	TRAITEMENT de la RÉCIDIVE
Da., P., 22 ans, fleuriste. 6 janv. 1886.	Primitifs 2 mois.	3, 4 semain. Pilules.		Cicatrice de chancre vulv. Polyadénite ing. — nuque. Plaq. muq. commissurales. Roséole. Syphil. squam. cou.		9 janv. Calomel. 0.40 26 janv. — . 0.10 0.20 *Sortie 3 février 1887.*	1				5 mai 1887. Plaq. muq vulv. datant de 15 jours. Plaq. muq omhilic. — amygd. — palais. — lèvres. Syph. pigment. con. Polyadénite inguin. *Sortie 12 mai 1887.*	
De., C., 18 ans, couturière. 15 sept. 1887.	Secondaires 3 semaines.	Nul.		Plaq. muq. vulvaires. — anales. Polyadénite inguinale. Syphil. érythémateuse. Alopécie.		17 sept. Précip. j. 0.10 *Sortie 21 sept. 1887.*						
De., C., 32 ans, mécanicienne. 15 sept. 1887.				Plaq. muq. vulvaires. — anales. Adénopath. inguinale. Céphalée.		17 sept. Précip. j. 0.10 *Sortie 27 septemb. 1887, plaq. muq. améliorées, mais non guéries.*						
Ev., J., 27 ans, lingère. 4 déc. 1887. 5 janv. 1888.	Secondaires 6 semaines.	25 octobre soignée à Van Swieten Sirop de Gibert pendant 8 j.		Plaq. muq. vulvaires, anales, amygd. Polyadénite ing. Syphilide cutanée. Psoriasis palmaire. Céphalée.		7 déc. Précip. j. 0.07 23 déc. — 0.07 0.14 *Sortie le 29 déc. 1887. (Pl. v. en voie de guér. — buccales guéries. Syph. cut. affaissées. Psor. palm. guéri.)*					Plaq. muq. vulvaires, amygdal. *Bonnes dents.*	11 janv. Préc. j. 0.04
Fié., A., f. St., 37 ans, blanchisseuse. 10 nov. 1887.	Secondaires 3 mois.	Nul.		Plaq. muqueuses nez, amygdal., vulve. Adénop. ing. double. Roséole. Syphil pigm. du cou.		11 nov. Précip. j. 0.07 30 nov. Précip. j. 0.07 0.14 *Sortie 21 décemb. 1887.*			16 déc. 2 pilules.			
Fi., M., 17 ans, bonne. 15 sept. 1887.	Secondaires 4 mois.	Nul.		Plaq. muq. vulvaires. Adénopathie ing. et de la nuque. Syphilides. Céphalée. Alopécie.		10 sept. Précip. j. 0.06 30 sept. Bor. de m. 0.06 29 oct. Précip. j.. 0.07 0.19 *Sortie le 9 nov. 1887. (Plaques muq. guéries.)*	1		29 oct. 2 pilules.			

NOMS, AGE, etc.; DATE DE L'ENTRÉE	DÉBUT des ACCIDENTS primitifs et secondaires	TRAITEMENT ANTÉRIEUR	RÉCIDIVES	ACCIDENTS A L'ENTRÉE	GROSSESSE	TRAITEMENT A L'HOPITAL					RÉCIDIVES après TRAITEMENT à l'hôpital	TRAITEMENT de la RÉCIDIVE
						PIQURES	ABCÈS	STOMATITES	PILULES	FRICTIONS		
Fa., A., 18 ans, fleuriste. 28 avril 1887.	Primitifs août 1886. Secondaires 15 jours.	Nul. Guillot 6 piqûres Iodure de pot. pend. 3 mois et pilules de proto-Iodure puis sirop de Gilbert.		Plaq. muq. vulvaires, anales, buccales, amygdaliennes. Adénopathie inguin.		29 av. Précip. j.. 0.05 *Sortie 16 mai 1887.*						
Fe., N., 23 ans, modiste. 21 juil. 1887.	Secondaires mars et avril 1887.	Nul.		Plaq. muq. vulvaires, amygd. Roséole. Psoriasis palmaire. Adénop. ing. double. Alopécie.		22 juill. Précip. j. 0.05 5 août. — 0.05 0.10 *Sortie 16 août 1887.*						
Fr., E., 25 ans, lingère. 20 janv. 1887.	Secondaires 2 mois.	Pilules.		Polyadénite inguinale. Plaq. muq. buccales. — amygd. Syphil. papul. nuque.		21 janv. Calomel. 0.10 *Sortie 27 janvier 1887 (sur sa demande).*						
Fa., M., 22 ans 1/2, chemisière. 30 déc. 1886.	Secondaires 3 mois.	Consultations pend. 3 semaines 2 pilules Dupuytren par jour.		Plaq. muq. vulvaires. Polyadénite inguinale. — cervicale. Syphil. papulo-squam. — circinée.		31 déc. Calomel.. 0.10 *Sortie 5 janvier 1887 (permission).*						
Fi., M., 25 ans, bonne. 26 janv. 1888.	Secondaires 2 mois.	Nul.		Plaq. muq. vulvaires. — anales. — amygd, — linguales. Polyadénite inguin. Syphilides croûteuses.		27 janv. Précip. j. 0.05						
Ga., C., 20 ans, couturière. 17 fév. 1887.	Chancre 1 mois.			Syphilides érosives — vulvaires. — anales. Roséole. Adénopathie ing. — nuque. Syphil. pigmentaire. Plaq. muq. gorge.		19 févr. Calomel. 0.10 *Sortie mars 1887.*						

| NOMS, AGE, etc.; DATE DE L'ENTRÉE | DÉBUT des ACCIDENTS primitifs et secondaires | TRAITEMENT ANTÉRIEUR | RÉCIDIVES | ACCIDENTS A L'ENTRÉE | GROSSESSE | TRAITEMENT A L'HOPITAL | | | | | RÉCIDIVES après TRAITEMENT à l'hôpital | TRAITEMENT de la RÉCIDIVE |
						PIQURES	ABCÈS	STOMATITES	PILULES	FRICTIONS		
Go., M., 18 ans, domestique. 1er sept. 1887.	Secondaires 1 mois 1/2.	Cullerier 6 piqûres Martineau.	1	Plaq. muq. vulvaires amygdal. OEd. des grandes lèvr. Adénopathie ing. — nuque. — cervicale. Syphilis papul-croût. Syphil. pigm. du cou.		2 sep. Précip. j.. 0.07 Sortie 11 sept. 1887.						
Gr., A., 22 ans, domestique. 16 juin 1887.	Secondaires 5 mois.	Nul.		Plaq. muq. vulvaires, anales, amygdal., ombilical. Adénopathie inguin. Roséole. Alopécie. Iritis.		29 juin. Précip. j. 0.08 13 juill. — . 0.05 ——— 0.13 Sortie 13 août 1887.			Du 10 février au 25 février 2 pil. sublimé.			
Go., A., 17 ans, couturière. 30 juin 1887.	Secondaires 3 semaines.	Nul.		Plaques muqueuses vulvaires. Psoriasis. Roséole. Adénopathie inguinale double. Éthylisme.		5 juill. Précip. j. 0.07 19 juill. — . 0.07 ——— 0.14 Sortie 1er août.						
Gr., H., 20 ans, couturière. 24 fév. 1887.	Chancre il y a 3 ans. Tertiaires 3 mois.			Gommes du voile du palais. Pharynx. Surdité. Syphilide desquamative de la langue.		24 févr. Calomel . 0.10 Sorti 3 mars 1887.						
Ga., H., 28 ans, couturière. 17 fév. 1887.	Secondaires 3 semaines.			Plaq muq. vulvaires, — amygd. Adénopathie inguin. Roséole. Syphilide cuir chevelu Céphalée.		19 févr. Calomel. 0.10 16 mars. Précip. j. 0.10 6 avril. — . 0.10 28 avril. — . 0.05 ——— 0.35 Sortie 18 mai, sans manifest. syphilitiques						

NOMS, ÂGE, etc.; DATE DE L'ENTRÉE	DÉBUT des ACCIDENTS primitifs et secondaires	TRAITEMENT ANTÉRIEUR	RÉCIDIVES	ACCIDENTS A L'ENTRÉE	GROSSESSE	TRAITEMENT A L'HOPITAL PIQURES	ABCÈS	STOMATI-TES	PILULES	FRICTIONS	RÉCIDIVES après TRAITEMENT à l'hôpital	TRAITEMENT de la RÉCIDIVE
Ga., L., 25 ans, couturière. 27 oct. 1887.		18 janv. 1886 30 piqûres Morineau 1 mois solution Martineau		Plaq. muq. vulvaires. — amygd. Adén. inguinale. Syphilide pigment. Céphalée. Doul. ostéocopes.		Précip. j........ 0.07 Sortie 12 décemb. 1887.						
Gi., M., 17 ans, boutonnière. 5 janv. 1888.	Secondaires 1 mois.			Pl. muq. vulvaires. — anales. — amygd. — linguales. Polyad. ing. double. Roséole. Syphilides cuir chevel.		7 janv. Précip. j. 0.07 Sortie 22 janvier 1888. Plaques muq. affais-sées, roséole, Disparition des plaques buc-cales.						
Ga., B., f. Du., 23 ans, mar-chande. 27 oct. 1887.	Chancres 3 mois 1/2.	60 pilules Dupuytren.		Chancres indurés. Plaq. muq. anales. Adénopat. ing. cervic. Roséole. Psoriasis palmaire. Syphil. cuir chevelu. Céphalée. Doul. ostéocopes.	5 mois	Précip. j........ 0.07 — .... 0.05 0.12 Sortie 12 décembre 1887 guérie.						
Gu., A., 17 ans, couturière. 12 mai 1887.	Secondaires 3 semaines.			Plaq. muq. vulvaires, anales, amygd. Roséole éteinte. Syphilide cuir chevelu Adénopathie nuque. Plaq. muq. anales. — amygd.		Précip. j........ 0.070 Biodure d'Hg... 0.005 — — ... 0.005 Précip. j........ 0.080 0.160 Sortie 15 juillet.			Pil. Dup.		1re récidive : Astruc 10. — 4 août 87. Plaq. muq. anales. Syph. pigment Plaq. muq. amyg. et voile du palais. 2e récidive : Goupil 9. — 13 oct. 87. Plaq. muq. vulv. an. — am. Adénopathie ing. Syph. pigmentaire.	1re récidive : Précip. j....... 0.07 2e récidive : Précip. j..... 0.07 16 pilules de borate de mercure. 21 frictions mercu-rielles. Sortie 23 déc. 1887. État assez satis-faisant.
30 juin 1887. Gu., E., 20 ans, bonne. 24 nov. 1887.	Secondaires 8 jours.			Plaq. muq. vulvaires. — anales. — amygd. Polyadénite inguin. Syphil. pigment. cou.		Précip. j........ 0.07 Sortie 1er déc. Plaques en voie de guérison.						
Go., L., 20 ans, typographe.				Syphilis secondaire.		24 févr. Calomel.. 0.10 16 mars. Précip. j. 0.10 0.20						

NOMS, AGE, etc.; DATE DE L'ENTRÉE	DÉBUT des ACCIDENTS primitifs et secondaires	TRAITEMENT ANTÉRIEUR	RÉCIDIVES	ACCIDENTS A L'ENTRÉE	GROSSESSE	TRAITEMENT A L'HOPITAL — PIQURES	ABCÈS	STOMATITES	PILULES	FRICTIONS	RÉCIDIVES après TRAITEMENT à l'hôpital	TRAITEMENT de la RÉCIDIVE
Gr., A., 18 ans, couturière. 28 avril 1887.	Secondaires 15 jours.	Nul.		Adénop. ing. double. Roséole. Syphilide papuleuse sur le corps.		Pas d'indication de traitement. Sortie 7 mai 1887.					19 Mai: Roséole. 8 Septembre. Plaq. muq. vulv. Roséole. Adénop. ing. doub. Plaq. muq. labiales, ling., amygd.	29 août Précip. j. 0.05 9 septembre Précip. j. 0.05
Gi., A., 19 ans, mécanicienne. 16 déc. 1886.	Secondaires 3 mois.			Alopécie légère. Plaqu. muq. vulvaires nombreus., saillant.		17 déc. Calomel.. 0.10 21 janv. — .. 0.10 0.20 Sortie 29 déc. 1887, sur sa demande.						
Gi., C., 22 ans, cuisinière. 4 nov. 1886.	Secondaires 5 mois.	30 piqûres Martineau	1	Plaq. muq. vulvaires et anales. Roséole. Plaq.muq.ombilicales.		6 nov. Calomel. 0.05 10 nov. — . 0.05 3 déc. — . 0.10 20 déc. — . 0.10 5 janv. — . 0.10 0.40 Sortie 13 janv. 1887	2					
Gi., H., 22 ans, passementière. 24 fév. 1887.	Secondaires 3 mois.	Nul.		Plaq. muq. vulvaires. — amygdales. Roséole.		24 févr. Calomel. 0.10 12 mars. — . 0.10 30 mars. Précip.j. 0.10 18 avril. — . 0.10 0.40 Sortie 30 sept. 1887.	2					
Gu., M., 18 ans 1/2, journalière. 27 janv. 1887.	Secondaires 2 mois.	Nul.		Plaq. muq. vulvaires. Syphilide papuleuse des membres et du tronc.		27 janv. Calomel. 0.10 31 janv. — . 0.10 0.20 Sortie 9 février 1887						
Gu., A., 24 ans, domestique. 9 Juin.	Secondaires 4 mois.	Nul.		Pl. muq.vulv., amygd. Adénop. ing. et cerv. Roséole. Syphilide pigment. Alopécie.		20 juin. Préc. j.. 0.08 13 juill. — . 0.08 0.16 Sortie 2 août 1887.			2 pilules par jour du 9 au 29 juin			
Gi., E., 22 ans, journalière.				Syphilis second.		25 mars. Précip. j. 0.10						

NOMS, AGE, etc.; DATE DE L'ENTRÉE	DÉBUT des ACCIDENTS primitifs et secondaires	TRAITEMENT ANTÉRIEUR	RÉCIDIVES	ACCIDENTS A L'ENTRÉE	GROSSESSE	TRAITEMENT A L'HOPITAL					RÉCIDIVES après TRAITEMENT à l'hôpital	TRAITEMENT de la RÉCIDIVE
						PIQURES	ABCÈS	STOMATI-TES	PILULES	FRICTIONS		
Ha., E., 22 ans, mécanicienne. 22 déc. 1887.	Secondaires 2 mois.	Nul.		Plaq. muq. de la vul., des amygd. Syphilide érythémateuse. Polyadénites aine et cou. Alopécie.		23 déc. Précip. j. 0.07 *Sortie le 2 janvier 1888, non guérie.*						
Ile., M., 18 ans, couturière		Soignée à Saint-Louis pend. 6 sem. Pil.et sp iod.		Plaq. muq. vulvaires. anales, buccales. Adénopathie inguin.		23 déc. Précip. j. 0.07 11 janv. — . 0.05 0.12 *Sortie le 16 janv. Plaq. buccales guéries.*						
Ho., M., 19 ans, couronnière. 1er déc. 1887	3 semaines.	Nul.		Œdème de la grande lèvre droite. Adénopathie inguinale double.		2 déc. Précip. j.. 0.07 *Sortie 15 décemb. 1887.*	1					
Ilo., S., 28 ans, bonne. 18 août 1887.	Secondaires Sept. 1886.	30 piqûres Martineau 2 cuiller. sol. pend. 4 mois.		Ecthyma syph. Céphalée. Chute des cheveux.		19 août. Précip. j. 0.070 24 août. Peptone de merc....... 0.005 0,075 *Sortie 12 sept. 1887.*					Sirop de Gibert.	
Ile., E., 22 ans, bonne. 9 avril 1887.	Primitifs Noël 1886.	Pil. de KI.		Plaq. muq. vulvaires amygd. Adénop. ing. double. Roséole.		11 avril. Précip. j. 0.10 27 avril. — . 0.05 6 mai. — 0 05 18 mai. — . 0 07 0.27 *Sortie 25 juin 1887.*			22 juin Pil. sub.		22 juillet. Albuminurie abondante.
Hé., B., 22 ans, lingère. 21 juil. 1887.	Secondaires 1 mois.	Nul.		Plaq. anales vulvaires. Adénopathie inguin. Roséole. Alopécie.		22 juill. Précip. j. 0 07 5 août. — . 0.07 0.14 *Sortie 23 août 1887.*						

NOMS, AGE, etc.; DATE DE L'ENTRÉE	DÉBUT des ACCIDENTS primitifs et secondaires	TRAITEMENT ANTÉRIEUR	RÉCIDIVES	ACCIDENTS A L'ENTRÉE	GROSSESSE
He., A., 22 ans, employée de commerce. 5 mai 1887.				Plaq. muq. bouche. Syphylides papulo-squam. des membres.	
Hu., M., v. Le., 31 ans, cuisinière. 12 mai 1887.	Secondaires 6 mois.	Nul.		Plaq. muq. vulvaires et anales. Adénopathie inguin. double. Roséole papuleuse. Céphalée.	
He., C., 24 ans, mécanicienne. 5 mai 1887.	Secondaires 4 ans.	Pilules et liqueur.		Plaq. muq. vulvaires. Erosions hypertrophiques.	
Hu., B., 21 ans, giletière. 20 janv. 1887.				Plaq. muq. de l'anus et de la vulve.	
Ha., L., 17 ans, couturière. 21 avril 1887.				Plaq. muq. hyp. de la vulve. Syphilide papul. vul. Adénop. de la nuque.	
In., O., 17 ans, domestique. 25 nov. 1886.	Secondaires 15 jours.	Nul.		Adénopathie inguinale et cervicale. Induration des grandes lèvres.	
Ja., M., 21 ans, couturière. 16 déc. 1886.	Secondaires 8 jours.	Nul.		Adénopathie inguinale et cervicale. Plaq. muq. vulv. et amygdal.	

NOMS, AGE	TRAITEMENT A L'HOPITAL — PIQURES	c	STOMATITES	PILULES	FRICTIONS	RÉCIDIVES après TRAITEMENT à l'hôpital	TRAITEMENT de la RÉCIDIVE
He., A.	6 mai. Précip. j. 0.05 20 mai. — . 0.07 1 juin. — . 0.08 13 juill. — . 0.05 0.25 *Sortie 25 juin 1887.*		légère				
Hu., M., v. Le.	12 mai. Précip. j. 0.07 22 mai. Biodure de mercure..... 0 00 0.00 *Sortie 28 mai 1887.*						
He., C.	6 mai. Précip. j. 0.05 24 mai. — . 0.07 0.12 *Sortie le 13 juin 1887, sans manifest. syphilitiques.*						
Hu., B.	21 janv. Calomel. 0.10 11 févr. — . 0.08 2 mars. — . 0.12 23 mars. Précip. j. 0.10 0.40 *Sortie 26 mars 1887.*						
Ha., L.	5 juill. Précip. j. 0.07 0.07 *Sortie 30 avril 1887.*					Plaques muq. de la vulve.	9 Sept. Précipité j. 0.07
In., O.	6 déc. Calomel. 0.10 20 déc. — . 0.10 8 janv. — . 0.10 0.30 *Sortie 4 février 1887.*		intense			8 Septembre. Plaq. muq. vul. amyd. anales. Roséole. Polyadénite. *Sortie le 26 sept. 87, incomplèt. guér.*	Pilules.
Ja., M.	7 déc. Calomel. 0.10 8 janv. — . 0.10 2 févr. Précip. j. 0.10 0.30 *Sortie 20 février 1887.*					9 Juin 87. Syphilides acnéiformes sur les fesses, le thorax, sur le coude, sur les jambes, etc.	*Pas d'indication de traitement.*

NOMS, ÂGE, etc.; DATE DE L'ENTRÉE	DÉBUT des ACCIDENTS primitifs et secondaires	TRAITEMENT ANTÉRIEUR	RÉCIDIVES	ACCIDENTS À L'ENTRÉE	GROSSESSE	TRAITEMENT A L'HOPITAL — PIQURES	ABCÈS	STOMATITES	PILULES	FRICTIONS	RÉCIDIVES après TRAITEMENT à l'hôpital	TRAITEMENT de la RÉCIDIVE
Jo., H., 29 ans, couturière. 20 janv. 1887.	Chancre infectant.			Syphilis second.		21 janv. Calomel. 0.10 9 févr. — . 0.10 2 mars. — . 0.10 ——— 0.30 Sortie 17 février 1887.						
Ka., B., 23 ans, f. de chambre. 10 août 1887.	Secondaires 8 jours.	Nul.		Plaq. muq. Céphalée. Roséole. Gingivite.		19 août. Calomel. 0.05 7 sept. Précip. j. 0.05 ——— 0.10 Sortie le 6 oct., presque guérie.			20 sept.			
Ki., M., 18 ans, polisseuse. 14 fév. 1887. 3 juil. 1887.	Primitifs 4 mois. Secondaires 3 mois.	pend. 3 mois 1 pilule de proto-iodure.		Plaq. muq. anales et vulvaires. Syphilid. papulo-croûteuses du sillon naso-génien. Roséole légère.		18 avril. Calomel. 0.07 Sortie le 18 avril, la piqûre allait bien.	Abcès le 3 mai, après traumatisme.				Roséole très large. Plaq. muq. amygd. vulv. labiales. Adénopathie ing. double. Alopécie.	9 Juillet. Calomel. 0.10
Le., M., 17 ans, fleuriste. 1er déc 1887.	Secondaires 1 mois.	Nul.		Plaq. muq. vulvaires, génito-crur., anales. Adénopathie. Roséole. Syphilide pigmentaire et papulo-croûteuse des cheveux. Céphalée.		2 déc. Précip. j. 0.07 Sortie le 15 décembre.						
Lu., J., 17 ans, domestique. 7 déc. 1887. 19 janv. 1888.	Secondaires 15 jours.	Nul.		Plaq. muq. vulvaires anales. Polyadénite double. Chute des cheveux.		8 déc. Précip. j. 0.07 20 janv. — . 0.05 ——— 0.12 Sortie le 14 janv. 1888, guérie.		1			Rentrée pour une métrite.	
Le., J., 25 ans, couturière. 1er déc. 1887.	Primitifs inaperçus Secondaires 15 jours.	Nul.		Plaq. muq. vulvaires, amygdal. Syphilides cutanées. Adénopathie cervic. Syphil. papulo-croûteuses du cuir chevelu.		2 déc. Précip. j. 0.04 Sortie complètement guérie.						

NOMS, AGE, etc. ; DATE DE L'ENTRÉE	DÉBUT des ACCIDENTS primitifs et secondaires	TRAITEMENT ANTÉRIEUR	RÉCIDIVES	ACCIDENTS A L'ENTRÉE	GROSSESSE	TRAITEMENT A L'HOPITAL — PIQURES	ABCÈS	STOMATITES	PILULES	FRICTIONS	RÉCIDIVES après TRAITEMENT à l'hôpital	TRAITEMENT de la RÉCIDIVE
Le., L., 24 ans, repasseuse. 10 nov. 1887,	Secondaires 1 mois.	Nul.		OEdème des gr. lèvres. Plaques vulvaires. Adénopathie inguin. Roséole. Bonnes dents.		Précip. j......... 0.07 — .... 0.07 0.14 Sortie le 2 janv. 1888, guérie.				Pendant 8 jours		
La., N., 22 ans, couturière. 5 mai 1887. 29 sept. 1887.	mars 1887.	Nul.	.	Plaq. muq. vulvaires, anales. Adénopathie inguinale double. Roséole.		[Sortie guérie le.....			2 par jour.			Plaq. muq. anales, labiales. Roséole. Psoriasis palmaire et plantaire. Syphilis au cuir chevelu. Sortie le 13 octob. 87, à peu près guérie.
Le., L., 24 ans, couturière. 6 oct., 1887.		Nul.		OEdème labial. Syphilides pigment. Macules syphilitiques des jambes. Chancre mou.		Précip. j......... 0.04 Sortie le 23 octobre, les accidents syphilitiques ont disparu.						
La., O., 22 ans, blanchisseuse. 24 nov. 1887.		80 pilules		Syphilide pigment. du cou. Plaq. muq. labiales. Adénopathie de la nuque. Chute des cheveux.		25 nov. Précip. j.. 0.07 Sortie 12 décemb. 1887.						
Le., E., 19 ans. couturière. 13 oct. 1887.	Secondaires 1 mois 1/2,	Nul.		Chancre syphil. vulv. Plaq. muq. vulvaires. Chute des cheveux. Céphalée.		Précip. J......... 0.05 — .... 0.07 — .... 0.05 0.17 Sortie le 6 déc. 1887, guérie.						
Le., J., 20 ans, imprimeuse.	Primitifs 35 jours Chancre à la petite lèvre gauche	Sirop de Gibert pend. 8 jours.		Plaq. muq. amygdal. Adénopat ing. double. Roséole. Syphilide pigmentaire. Céphalée.		Précip. j......... 0.07						
Le., P.. 21 ans, bonne. 26 mai 1887.				Plaq. muq. vulvaires. Adénopath. inguinale. Roséole. Adén. phlegm. ou cervical.		Précip. j......... 0.07 Partie le 23 févr. 1887, avec roséole non disparue.			2 pilules			

NOMS, AGE etc.; DATE DE L'ENTRÉE	DÉBUT des ACCIDENTS primitifs et secondaires	TRAITEMENT ANTÉRIEUR	RÉCIDIVES	ACCIDENTS A L'ENTRÉE	GROSSESSE	TRAITEMENT A L'HOPITAL					RÉCIDIVES après TRAITEMENT à l'hôpital	TRAITEMENT de la RÉCIDIVE
						PIQURES	ABCÈS	STOMATITES	PILULES	FRICTIONS		
Le., L., 22 ans, blanchisseuse, 28 juil. 1887.				Plaq. muq. vulvaires. — anales. — amygdal. Adénopathie inguinale double. Adénopat. de la nuque. Roséole. Syph. pap. du corps. Syph. de l'aile du nez.		25 déc. 86. Cal.. 0.10 8 janv. 87. — .. 0.40 25 janv. — .. 0.10 9 mars. — .. 0.10 0.40	1				28 juillet 87. Plaq. muq. vulv. anales, amygd. Roséole. Syph. papuleux. *Sortie 8 août 87.*	29 juillet. Préc. j.. 0.05
La., P., 22 ans, blanchisseuse.				Pl. muq. vulvaires. — de la gorge. Polyad. ing. double. Syphilid. sur le corps. — pap. squam. du cou, de la face, du cuir chevelu. Adénopathie cervicale. Céphalalgie noct.		Précip. j......... 0.07						
La., A., 20 ans, couturière. 24 mars 1887.	Secondaires 1 mois.			Plaq. muq. vulvaires. — amygd. Adénopath. ing. — nuque. Céphalée. Psoriasis palmaire. Ictére.	6 mois, accouchée à 7 mois.	25 mars. Précip. j. 0.10 8 avril. Calomel. 0.10 27 avril. Précip. j. 0.05 6 mai. — . 0.05 0.30 *Sortie 6 juin 1887.*						
Le., J., 21 ans, domestique. 17 fév. 1887.	Secondaires 2 mois.	I K.		Plaq. muq. vulvaires. Cicatrice du chancre. Adénopathie ing. — nuque. Roséole. Syphilid. papul. éryth. — cuir chevelu. Plaq. muq. gorge. Gingivite.		19 févr. Calomel. 0.10 9 mars. — . 0.10 0.20 *Sortie 10 mars, très améliorée, disparition des plaq. muqueuses.*					14 avril. Plaq. muq. vulv. anales. Traces de syph. du 1er séjour. Plaq. muq. amygd. Alopécie. Chute des cheveux. 23 juin 87. Stomatite intense, salivation. Roséole. Syphilides papuleuses légèrement suintantes du pli du coude.	18 avril. Calomel. 0.10 20 avril. Préc. j.. 0.05 0.15
Le., E., 19 ans, f. de chambre. 9 déc. 1886. 5 janv. 1888.	Secondaires août 1886.	20 piqûres Martineau traitée salic Cullerier pend. 2 mois.		Plaq. muq. vulvaires. — amygdal. Polyadénite inguinale. — nuque.		5 janv. Calomel. 0.10 20 janv. — . 0.10 10 févr. Précip. j. 0.10 0 30 *Sortie 20 février 1887.*	2				5 janvier 88. Plaq. muq. vulv. anales, amygd. Polyadénite ing. Céphalée. Syphil. pig. cou.	Frictions.

NOMS, AGE, etc.; DATE DE L'ENTRÉE	DÉBUT des ACCIDENTS primitifs et secondaires	TRAITEMENT ANTÉRIEUR	RÉCIDIVES	ACCIDENTS A L'ENTRÉE	GROSSESSE	TRAITEMENT A L'HOPITAL — PIQURES	ABCÈS	STOMATITES	PILULES	FRICTIONS	RÉCIDIVES après TRAITEMENT à l'hôpital	TRAITEMENT de la RÉCIDIVE
Lo., M., 18 ans, modiste. Vaginite. 1er juil. 1886. 18 nov. 1886.	Secondaires nov. 1886.			Pl. muq. vulvaires. — génito-crur. Polyadénite.		17 déc. Calomel . 0.10 8 janv. — . 0.10 26 nov. — . 0.10 16 févr. Précip. j. 0.05 0.85 *Sortie 3 mars.*	4				2 juin 87. Plaq. muq. vulv. génito-crurales. Roséole. 6 oct. 87. Plaques muqueuses vulvaires, anales. Psoriasis palmaire. 19 nov. 87. Plaques muq. vulv. Adénopathie ing.	2 pilules par jour pendant 15 jours. 2 pilules par jour. *Sortie 13 octobre, non guérie.* Frictions.
La., A., 49 ans, religieuse. 31 mars 1887.	Secondaires déc. 1886. 15 jours avant accouchement.	50 pilules 500 g. liq. Van Swieten		Pl. muq. vulvaires. — anales. — amygd. — voile du pal. — langue. — lèvres. — commissur. Pas de syphil. cutanée.		30 avril. Précip. j. 0.10 20 avril. Calomel. 0.10 0.20 *Sortie 20 avril. améliorée, mais non guérie.*						
Lo., M., 23 ans, corsetière. 31 mars 1887.	Secondaires 18 mois.	Salle Fracastor. sp Gibert pend. 6 mois. Charité 2 pil. proto-iod. I K 2 gr. p. jour.	1	Roséole. Syph. pigm. Adénop. nuque. — sous-maxill. Céphalée.		3 avril. Précip. j. 0.10 20 avril. Calomel. 0.10 0.20 *Sortie 23 avril 1887. (permission)*						
Lo., M., 18 ans, domestique. 10 fév. 1887.	Secondaires 6 mois.	2 mois de piqûres et solution Martineau. Sortie guérie fin jan. 1887.	1	Plaq. muq. vulvaires. Adénopathie inguinale. Roséole. Syphilide pigment.		11 févr. Calomel . 0.10 2 mars. — . 0.12 0.22 *Sortie 14 mars 1887.*						
La., M., 28 ans, domestique. 23 déc. 1886.	Secondaires 1 mois.	Nul.		Plaq. muq. vulvaires. Pl. génito-crurales. Polyadénite inguinale. — nuque. Syphil. papulo-squam. cuir chevelu. Roséole.	7 mois	25 déc. Calomel. 0.10 8 janv. — . 0.10 28 janv. — . 0.10 16 févr. Précip. j. 0.07 0.37 *Sortie 17 mars 1887.*	1					
Ly., M., 25 ans, couturière. 29 avril 1886. 24 fév. 1887.	Secondaires 8 mois. Roséole, plaq. muq., labiales amygd. céph.		1	Depuis 2 mois : Plaq. muq. vulvaires. Polyadénite inguinale. — nuque. Roséole.		*Sortie 20 mai 1886.*					24 février 87. Plaq. muq. vulv. anales, labiales. Adénopathie inguinale. Gingivite. *Sortie 16 mars 1887.*	25 fév. Calomel. 0.10 12 mars Calomel. 0.10 0.20

NOMS, AGE, etc. ; DATE DE L'ENTRÉE	DÉBUT des ACCIDENTS primitifs et secondaires	TRAITEMENT ANTÉRIEUR	RÉCIDIVES	ACCIDENTS A L'ENTRÉE	GROSSESSE	TRAITEMENT A L'HÔPITAL					RÉCIDIVES après TRAITEMENT à l'hôpital	TRAITEMENT de la RÉCIDIVE
						PIQURES	ABCÈS	STOMATITES	PILULES	FRICTIONS		
Le., M., 24 ans, fleuriste. 26 mai 1887.	Secondaires oct. 1886.	Traitée à Saint-Louis. 30 pilules 1 cuillerée liq. Van Swieten pendant 5 mois. *Sortie guérie 2 mars 87.*		Plaq. muq. vulvaires. Adénop. ing. double. Roséole.		27 mai. Précip. j. 0.07 *Sortie 24 juin 1887.*			22 juin. Sirop de Gibert.			
Lu., C., 24 ans, f. de salle. 22 avril 1886.	Secondaires 1 mois 1/2.			Pl. muq. vulvaires. — génito-crural. Polyadénite double inguinale. Polyadénite double nuque. Gingivite. Syphilide maculeuse.		*Sortie 4 mai 1886 (permissionnaire).*					2 septembre 1886. Labiales plaques muqueuses vulvaires anales. Syph. papulo-crouteuses. 10 février 1887. Syphil. érosive des grandes lèvres. Roséole. 5 mai 87. Syphilide érythémateuse Syphilide pigmentaire cou. Adénopathie de la nuque. 19 janvier 88. Plaq. muq. vulv. Adénopathie ing. Syph. pig. cou. Syph. papuleuse, squameuse, lenticul.	Calomel.. 0.10 Pilules. *Sortie 14 mai, guérie.* Pilules.
Le., M., 23 ans, domestique. 16 déc. 1886.	Secondaires 15 jours.			Plaq. muq. vulvaires. — amygdal. Polyadénite inguinale. — nuque.		21 déc. Calomel . 0.10 14 janv. — . 0.10 4 févr. Précip. j. 0.10 ——— 0.30 *Sortie 27 janvier 1887.*	1				6 avril 1887. Plaq. muq. vulv. Roséole de retour. Syphil. pap. cutan. 22 avril. Persiste plaq. muq. hypertroph. gr. lèv.	Précip. j. 0.10
Le., V., 64 ans, dévideuse. 17 juin 1886.	Secondaires 6 à 8 mois.		Nul.	Plaq. muq. vulvaires, anales, buccales, des narines. Polyadén. ing. double. Roséole. *Sortie 4 août 1886.*		2 févr. Calomel. 0.10 26 févr. — . 0.10 15 mars. Précip. j. 0.10 ——— 0.30 *Sortie non guérie.*						
Le., B., 14 ans, née à Lourcine, d'une mère syphilitique.	Syphilis héréditaire.			Plaq. muq. linguales — amygd. — labiales.		6 déc. Calomel.. 0.05 20 déc. — .. 0.05 5 janv. — .. 0.05 19 janv. — .. 0.05 9 févr. — .. 0.07 4 mars. — .. 0.10 ——— 0.37 *Plus de manifestations syphilitiq. depuis les injections de calomel.*			Liqueur de Van Swieten depuis sa naissance.			

NOMS, AGE, etc.; DATE DE L'ENTRÉE	DÉBUT des ACCIDENTS primitifs et secondaires	TRAITEMENT ANTÉRIEUR	RÉCIDIVES	ACCIDENTS A L'ENTRÉE	GROSSÉSSE	TRAITEMENT A L'HOPITAL — PIQURES	ABCÈS	STOMATITES	PILULES	FRICTIONS	RÉCIDIVES après TRAITEMENT à l'hôpital	TRAITEMENT de la RÉCIDIVE
Le., M., 18 ans, fleuriste. 28 juil. 1887.		6 piqûres Martineau.		Plaq. muq. vulvaires. Papules. Adénopathie ing.		Calomel. 0.10 / — . 0.10 / — . 0.10 / 20 juill. Précip. j. 0.07 / 0.37 / Sortie 8 août 1887.					15 déc. 87. Plaques vulvaires, anales. Polyadénite inguinale. Sortie le 23 décembre 1887.	Compresses d'onguent mercuriel sur la poitrine.
Ma., L., 17 ans, f. de brasserie. 17 sept. 1887.	5 mois.	Nul.		Plaq. muq. vulvaires, anales. Psoriasis palmaire. Adénop. de la nuque.		10 sept. Précip. j. 0.06 / Sortie 4 octobre.						
Mo., J., 13 ans 1/2. 18 nov. 1886.	Secondaires 2 mois. Syphilis acquise	Nul.		Plaq. muq. vulvaires, anales. Polyadénite double inguinale. Polyadén. de la nuque. Syphilides.		20 nov. Calomel. 0.05 / 9 févr. — . 0.07 / 2 mars. — . 0.07 / 30 mars. Précip. j. 0.05 / 0.24 / Liq. de Van Swieten. Sortie 15 avril 1887.	3					
Mo., R., 17 ans, mécanicienne. 21 avril 1887.	Secondaires 2 mois.	Nul.		Plaq. muq. vulvaires. Adénop. ing. cerv. Roséole.		27 avril. Précip. j. 0.05 / 24 mai. — . 0.07 / 1 août. — . 0.07 / 0 19 / Sortie le 17 septembre, guérie.	1					
Ma., E., 17 ans, doreuse. 17 fév. 1887. 28 avril 1887. 28 juil. 1887.	Secondaires 2 mois. Primitifs 4 mois.	Nul.		Syphilides papuleuses des grandes lèvres, de l'anus. Adénop. ing. double. Roséole.		19 févr. Calomel. 0.10 / Sortie 3 mars 1887.					1re Récidive. Plaques muqueuses vulv., anal., amygd. Adénop. ing., cervic. Alopécie. 2e Récidive. Plaq. muq. gorge. Adénopathie. Syphilides pig. du cou. Végétations.	29 avril. Précip. j. 0.05 / 6 mai. Précip. j. 0.05 / 0.10 / Sortie 16 mai 1887. Pas d'indication de traitemt. Sortie 11 août 1887
Ma., J., 18 ans, marchande. 28 juil. 1887.	Secondaires mars 1886.	A cette époque frictions pend. 1 mois. Ces frictions ont été reprises en janvier 1887, pend. 6 sem.		Plaq. muq. vulvaires, gorge. Adénop. ing. double.		29 juill. Précip. j. 0.07 / Sortie 8 août 1887.						

NOMS, AGE, etc. ; DATE DE L'ENTRÉE	DÉBUT des ACCIDENTS primitifs et secondaires	TRAITEMENT ANTÉRIEUR	RÉCIDIVES	ACCIDENTS A L'ENTRÉE	GROSSESSE	TRAITEMENT A L'HOPITAL PIQURES	ABCÈS	STOMATI-TES	PILULES	FRICTIONS	RÉCIDIVES après TRAITEMENT à l'hôpital	TRAITEMENT de la RÉCIDIVE
Mo., E., 22 ans, domestique. 11 nov. 1886. 20 avril 1887.	Primitifs 2 mois.	Pilules de Dupuytren.		Plaq. muq. vulvaires et buccales. Roséole.		21 déc. Calomel. 0.10 5 janv. — . 0.10 19 janv. — . 0.10 9 févr. Précip. j. 0.08 0.38 *Sortie 24 février 1887.*	1				Plaq. muq. amygd. Alopécie considér.	Pas de traitemt.
Mo., A., 24 ans, couturière. 3 mars 1887.	Secondaires 3 janv. 1887.	10 pilules.		Plaq. muq. vulvaires. Adénopathie ing. Roséole. Syphil. pig. cou. Plaq. muq. linguales, amygdal.,labiales. Stomatite, gingivite.		4 mars. Calomel. 0.10 23 mars. Précip.j. 0.10 0.20 *Sortie 2 avril 1887.*						
Mt., B., 20 ans, couturière. 3 fév. 1887.	Secondaires 6 semaines.			Plaq. muq. vulvaires. Polyadénite inguinale. — nuque. Roséole. Syphilide papuleuse nuque.		4 févr. Calomel. 0.10 24 févr. — . 0.10 16 mars. Précip. j. 0.10 0.30 *Sortie 26 février 1887.*						
Me., A., 30 ans, marchande de poisson. 5 fév. 1887.	Secondaires 3 semaines.			Roséole. Syphilide papul. sur tout le corps. Céphalée.		11 févr. Calomel. 0.10 *Sortie 14 février (permissionnaire).*						
Ma., E., 17 ans 1/2, mécanicienne. 8 sept. 1887.	Primitifs avril 1887.	8 pilules Martineau. 2 mois solut. Martineau.	1	Plaq. muq. amygd. — labiales. — nuque. Ployadénite inguin. Roséole à larges plaq. Syphilis pigm. cou.		9 sept. Précip. j. 0.07 *Sortie guérie 21 septembre 1887.*						
Ma., C., 18 ans, couturière. 23 déc. 1886.	Secondaires 5 mois.	20 piqûres Martineau, liqueur Van Swieten, Roséole, plaq. muq. vulv.		Polyadénite inguinale double. Polyadénite cervicale. Syphil. pigment. Papules. Roséole. Plaq. muqueuses.		25 mars. Précip.j. 0.10 6 avril. — . 0.10 4 mai. — . 0.05 0.25 *Sortie 9 février 1887.*						

NOMS, AGE, etc.; DATE DE L'ENTRÉE	DÉBUT des ACCIDENTS primitifs et secondaires	TRAITEMENT ANTÉRIEUR	RÉCIDIVES	ACCIDENTS A L'ENTRÉE	GROSSESSE	TRAITEMENT A L'HOPITAL					RÉCIDIVES après TRAITEMENT à l'hôpital	TRAITEMENT de la RÉCIDIVE
						PIQURES	ABCÈS	STOMATITES	PILULES	FRICTIONS		
Mo., S., 45 ans, journalière. 3 fév. 1887.				Syphilis tertiaire. Gomme du voile du palais.		4 févr. Calomel. 0.10 16 févr. Précip. j. 0.10 4 mars. Calomel. 0.10 25 mars. Précip. j. 0.07 —— 0.37 *Morte de tubercul. pulmonaire. Autopsiée. Avril 1887.*						
Mo., E., 20 janv. 1887.				Syphilis secondaire.		21 janv. 87. Cal. 0.10 9 févr. Précip. j. 0.10 —— 0.20 *Sortie 10 février 1887.*						
Ma., A., 22 ans, couturière.				Plaq. muqueuses.	6 mois 1/2	25 mars Précip. j. 0.10 20 avril. Calomel. 0.10 —— 0.20						
Na., M., 19 ans, domestique. 31 mars 1887. 24 nov. 1887.	Secondaires 15 jours.	Nul.		Plaq. muq. vulvaires. Roséole. Adénopathie ing. de la nuque.		Précip. j........ 0.10 Calomel........ 0.10 Précip. j........ 0.05 — .... 0.07 —— 0.32 *Sortie 16 juin, à peu près guérie.*			26 mai 1 Pilule		Traitée à Saint-Louis pour syphilis. Le 24 nov. présente plaques muqueuses, anales, ombilicales, amygdales. Alopécie. Céphalée. *Sortie le 2 janvier 88 en voie de guérison.*	Frictions.
No., E., 22 ans, couturière. 23 déc. 1886.	Secondaires 6 mois.	Nul.		Plaq. muq. vulvaires. Polyadén. ing. double. Syphil. pigm. du cou. Traces de roséole. *Dents assez bonnes.* Végétations autour de l'anus.		Calomel........ 0.10 — .... 0.10 Précip. j........ 0.10 Calomel........ 0.10 —— 0.40 *Sortie 26 février 1887.*						
Or.						31 déc. Calomel. 0.10 14 janv. — . 0.10 2 févr. — . 0.10 —— 0.30						

NOMS, AGE etc.; DATE DE L'ENTRÉE	DÉBUT des ACCIDENTS primitifs et secondaires	TRAITEMENT ANTÉRIEUR	RÉCIDIVES	ACCIDENTS A L'ENTRÉE	GROSSESSE	TRAITEMENT A L'HOPITAL					RÉCIDIVES après TRAITEMENT à l'hôpital	TRAITEMENT de la RÉCIDIVE
						PIQURES	ABCÈS	STOMATITES	PILULES	FRICTIONS		
Ob., S., 19 ans, cuisinière. 26 mai 1887.	Secondaires 3 semaines.	Nul.		Plaq. muq. vulvaires, — anales. — amygd. Polyadénite inguin. — nuque. Roséole. Céphalée.	4 mois 1/2.	Sortie 18 juillet 1887.			Pilules.		4 août 87. Plaques muq. vulv. amygd. Polyadénite ing. Syphil. pig. cou. Céphalée. 15 septembre. Plaq. muq. anales, amygd. Syph. nez. Céphalée.	Pilules. 15 sept. Précip. j. 0.06 29 sept. Borate Hg. 0.06 0.12
Pi., J., 19 ans, mécanicienne. 10 nov. 1887.	Secondaires 3 mois, guéris à la consultation externe.	Traitement à la consultation externe.	1 mois.	Plaq. muq. aisselles, amygd., vulv. Adénopat. ing. double. Syphilides. Céphalée.	5 mois	Précip. j......... 0.07 Sortie le 21 nov., non guérie.						
Pe., A., 21 ans, blanchisseuse. 6 oct. 1887.		Hôtel-Dieu 10 pilules.		Plaq. muq. vulvaires, amygd. Adénop. ing. double. Chute des cheveux. Céphalée.		Précip. j......... 0.04 Sortie le 25 oct. guérie.						
Pl., J., 21 ans, domestique. 10 nov. 1887.	Secondaires 2 mois.	Nul.		Plaq. muq. vulvaires, anales, amygd., labiales. Adénopathie Roséole. Syphilides pigment. Céphalée. Alopécie.		Précip. j......... 0.07 — .... 0.07 — .... 0.04 0.18 Sortie le 19 déc., avec quelques plaq. muq.						
Po., E., 22 ans, mécanicienne. 5 janv. 1888.	Secondaires 15 jours.	Nul.		Plaques vulv., anales, amygd. Roséole. Céphalée. Adénopath. de nuque.		Précip. j......... 0.07 Sortie le 25 janvier, avec légère amélioration.						
Pe., N., 19 ans, domestique. 28 juil. 1887.	Secondaires 2 mois.	2 piq. par M. Besnier 10 pil. de Hg.	2 mois 1/2.	Plaq. muq. vulvaires. — anales. — amygd. — ombilical. Adénopathie inguin. Roséole. Fatigue. Doul. articulaires. Céphalalgie.		Précip. j......... 0.06 Sortie 13 août 1887.					7 décembre. Plaq. muq. vulv. anales, amygd. Polyad. inguinale. Syphil. pigment du cou. Céphalalgie. Plaq. muq. de la langue en voie de guérison. Dents assez bonnes. Sortie le 20 décembre 1887.	2 pil. par jour.

NOMS, AGE, etc. ; DATE DE L'ENTRÉE	DÉBUT des ACCIDENTS primitifs et secondaires	TRAITEMENT ANTÉRIEUR	RÉCIDIVES	ACCIDENTS A L'ENTRÉE	GROSSESSE	TRAITEMENT A L'HOPITAL					RÉCIDIVES après TRAITEMENT à l'hôpital	TRAITEMENT de la RÉCIDIVE
						PIQURES	ABCÈS	STOMATI-TES	PILULES	FRICTIONS		
Pe., A., 18 ans, plumassière. 21 avril 1887.	Secondaires 10 mois.	Sirop Gibert, 1 cuil. par jour. 2 pil. par jour pend. 3 mois. 8 piq. Martin., 2 cuil. solution Gibert pendant 8 jours.	2 mois 1/2	Plaq. muq. vulvaires, anales, de la muq. des joues. Pl. de vitiligo. Adénopathie ing.		Précip. j........ 0.05 / 0.05 / Sortie 14 mai 1887.						
Po., M., 20 ans, bonne. 3 fév. 1887.	Secondaires juin 1886.	80 pilules de 0.05.		Plaq. muq. vulvaires, Syphil. papulo-squameuses abdomen et reins.	8 mois	7 févr. Calomel. 0.10 / 0.10 / Sortie 17 février 1887.						
Pa., J., 21 ans, brocheuse. 25 fév. 1886.	Secondaires janv. 1886.	Mercure ?		Plaq. ulcérées vulv. Adénopat. cervicale.		11 févr. 87. Cal. 0.10 / 4 mars. — . 0 10 / 0.20 / 14 janv. — . 0.10 / 24 janv. — . 0.05 / 0.35					1er juillet. Plaq. muq. vulv. bucc. amygd. Adénop. Conjonctivité. 13 juillet. Plaq. muq. vulv. buccales, amygd.	Pas d'indication de traitement. 21 sept. Précip. j. 0.06
Po., R., 46 ans, journalière. 16 déc. 1886.	Secondaires 2 mois.	Soignée à Van Swieten		Adénopathie inguin. et cervicale.		5 janv. Calomel. 0.10 / 10 janv. — . 0.10 / 14 févr. — . 0.10 / 4 mars. — . 0.10 / 0.40 / Sortie 17 avril guérie, mais revient avec des accidents syphilitiq., dans le service de M. Martineau.						
Pl., D., 26 ans, f. Ro., cuisinière. 11 nov. 1886.	Primitifs 7 mois.	Soignée à Bichat.		Plaq. muq. vulvaires. Adénop. ing. et cervicale.		28 janv. Calomel.. 0.10 / 15 févr. Précip. j. 0.10 / 7 avril. Calomel . 0.10 / 0.30 / Sortie 1er mars.			2 pilules			
Pa., B., 21 ans, gantière.	Primitifs 3 semaines.	Nul.		Plaq. muq. vulvaires, amygd., buccales. Adénop. ing. et cervicale.		11 févr. Calomel. 0.10 / 2 mars. — . 0.10 / 0.20						

NOMS, AGE, etc,; DATE DE L'ENTRÉE	DÉBUT des ACCIDENTS primitifs et secondaires	TRAITEMENT ANTÉRIEUR	RÉCIDIVES	ACCIDENTS A L'ENTRÉE	GROSSESSE	TRAITEMENT A L'HOPITAL					RÉCIDIVES après TRAITEMENT à l'hôpital	TRAITEMENT de la RÉCIDIVE
						PIQURES	ABCÈS	STOMATITES	PILULES	FRICTIONS		
Po., N., 23 ans, mécanicienne. 10 mars 1887,	Primitifs 15 mois. Secondaires 6 mois.	Nul.		Syphilid. papulo-érosives de la vulve, des amygd., du cou.		12 mars. Calomel. 0.10 30 mars. Précip. j. 0.05 18 avril. Calomel. 0.10 0.25 *Sortie 24 avril 1887.*	2					
Po., J., 20 ans, domestique. 17 fév. 1887.	Secondaires 15 jours.	Nul.		Plaq. muq. vulvaires, anales. Roséole.		26 févr. Calomel. 0.10 12 mars. — . 0.10 30 mars. Précip.j. 0.10 18 avril. Calomel. 0.10 0.40 *Sortie guérie le 22 avril.*					11 août. Plaq. muq. vulv. anales. Roséole. Adénop. ing. et cerv 25 août. Herpès labial. Plaq. muq. amygd.	
Ra., L., f. Pe., 23 ans. 7 juil. 1887.	Secondaires juin 1887.	Nul.		Plaq. muq. vulvaires. Adénopathie inguin. double. Doul. ostéocopes. Roséole. Pap. suint. de l'aisselle. Alopécie.		Calomel......... 0.10 Précip. j......... 0.07 0.17 *Sortie 1er août 1887.*						
Ra., M., 4 ans. 17 mars 1887.	Syphilis acquise 7 mois.	Nul.		Syphilides papulo-érosives des grandes lèvres.		18 mars. Préc. j. 0.025 6 avril. — . 0.020 0.045 *Sortie 12 juin 1887.*						
Ra., R., 18 ans, giletière. 17 fév. 1887.		Nul.		Syphilide pigmentaire du cou.		16 mars. Précip.j. 0.10 3 avril. — . 0.10 0.20 *Sortie 20 avril 1887.*						
Re., D., 17 ans, f. de chambre. 17 mars 1887.	Secondaires 4 mois.	Nul.		Syphilide papulo-érosive de la vulve.		18 mars. Précip.j. 0.10 3 avril. — . 0.10 20 avril. Calomel. 0.10 0.30 *Sortie 26 avril 1887.*						
Ro., C., 23 ans, domestique. 29 sept. 1887.	Secondaires 12 jours.	Nul.		Plaq. muq. vulvaires, anales, labiales. Adénop. ing. double. Psorias. palm. et plant. Syphilide croût. du cuir chevelu.		30 sept. Borate de mercure 0.08 0.08 *Sortie 29 octob. 1887.*			26 oct. 2 pilules sublimé.			

NOMS, AGE, etc. DATE DE L'ENTRÉE	DÉBUT des ACCIDENTS primitifs et secondaires	TRAITEMENT ANTÉRIEUR	RÉCIDIVES	ACCIDENTS A L'ENTRÉE	GROSSESSE	TRAITEMENT A L'HOPITAL — PIQURES	ABCÈS	STOMATITES	PILULES	FRICTIONS	RÉCIDIVES après TRAITEMENT à l'hôpital	TRAITEMENT de la RÉCIDIVE
Ro.. R., 21 ans, domestique. 21 oct. 1886.	Secondaires 1 m. 1/2 à 2 m.			Polyadénite inguinale double. Polyadénite nuque. Syphilide papuleuse généralisée.		10 nov. Calomel. 0.06 15 nov. — . 0.05 30 nov. — . 0.10 20 déc. — . 0.10 3 janv. — . 0.10 0.41	1					
Ri., E., f. Go., 30 ans, f. de ménage. 21 juil. 1887.	Secondaires 3 semaines.			Plaq. muq. vulvaires, amygd. Adénopathie inguin. Roséole. Papules cutanées. Céphalées		Précip. j........ 0.07 — .... 0.07 0.14 Sortie 27 octobre 1887.	1		2 pilules fin sept.			
Re., P., 36 ans, corsetière. 16 juin 1887. 29 sept. 1887.		Nul.		Roséole. Syphilides papuleuses Adénopathie cervic. Céphalée. Douleurs ostéoc.		Sortie 23 juin 1887.			2 pilules par jour pendant 20 jours		Roséole de retour. Adénop. ing. cerv. Céphalée. Périostite tibiale. Sortie le 22 octobre, état satisfaisant.	Borate de mercure... 0.07
Ro., J., 20 ans, brunisseuse. 12 janv. 1888.	Secondaires août 1887.	Dans le serv. 15 j. de pil.	8 jours	Plaq. muq. vulvaires, Polyadénite ing. Syphilides pigment. Dents assez bonnes.		Précip. j........ 0.05 Sortie le 15 janvier 1888, même état.						
Re., E., 20 ans, couturière. 1er déc. 1887.	Secondaires nov. 1887.	Nul.		Plaq. vulvaires. Fourchette, amygd. Adénopathie inguin. double. Roséole. Douleurs ostéoc.		Précip. j........ 0.07 — .... 0.07 0.14 Sortie 21 décemb. 1887.						
Re., A., 22 ans, lingère. 9 juin 1887.	Primitifs 4 mois. Secondaires 2 mois.	Nul.		Plaq. muq. vulvaires, amygd. Adénopathie inguin. double. Roséole. Alopécie.		29 juin. Précip. j. 0.08 13 juill. — . 0.08 0.16 Sortie 23 juillet.			2 pilules sublimé.			
Ra., E., 18 ans, 10 mars 1887.	Primitifs déc. 1886. Secondaires janv. 87.	Nul.		Syphilides de la vulve, de la bouche, des amygd. Roséole. Adénopathie.		12 mars. Calomel. 0.10 0.10 Sortie 17 mars 1887.						

NOMS, AGE, etc.; DATE DE L'ENTRÉE	DÉBUT des ACCIDENTS primitifs et secondaires	TRAITEMENT ANTÉRIEUR	RÉCIDIVES	ACCIDENTS A L'ENTRÉE	GROSSESSE	TRAITEMENT A L'HOPITAL — PIQURES	ABCÈS	STOMATITES	PILULES	FRICTIONS	RÉCIDIVES après TRAITEMENT à l'hôpital	TRAITEMENT de la RÉCIDIVE
Se., M., 21 ans, couturière. 6 oct. 1887.	Primitifs 4 mois.	Nul.		Œdème vulvaire. Plaq. muq. vulvaires, amygd. Adénopathie inguin. double. Adénopathie nuque. Syphilides pigm. du cou. Chute de cheveux. Céphalée.		Précip. j......... 0.07 — .... 0.07 0.14 *Sortie 10 novemb. 1887.*			Pil. Dup.			
Se., M., 22 ans, cuisinière. 27 janv. 1887.	Primitifs 4 ans. Secondaires 6 semaines.	Date de 3 ans 3 pil. de subl.		Adénopathie. Ulcérations vulvaires.		27 janv. Précip. j. 0.10 11 févr. Calomel . 0.10 26 févr. — . 0.10 12 mars. — . 0.10 0.40 *Sortie 12 avril 1887.*						
St., C., 15 ans, blanchisseuse. 10 fév. 1887.	Primitifs 4 mois. Secondaires 8 à 15 jours.	Nul.		Syphilides papuleuses de la vulve. Roséole. Adénopathie. Plaq. muq. vulvaires, amygd.		11 févr. Calomel. 0.10 2 mars. — . 0.10 23 mars. Précip. j. 0.10 24 avril. — . 0.05 13 mai. Calomel. 0.10 0.45 *Sortie 12 juin 1887.*	1 1					
Sa., E., 25 ans, couturière. 14 avril 1887.	Primitifs 6 mois.	St-Louis pend. 1 mois. Pil. de proto-iod. et K I. 15 j. plus tard 28 piqûres chez M. Martineau.		Plaq. muq. vulvaires, amygd., ling., joues.		Calomel......... 0.10 Précip. j......... 0.05 — .... 0.05 — ...... 0.07 0.27 *Sortie guérie le 4 juin.*			Eau de Challes.			
St., J., 20 ans, chapelière. 10 fév. 1887. 2 juin 1887. 8 déc. 1887.	Secondaires 1 mois.	Nul.		Plaques muqueuses. Adénopathie. Roséole.		11 févr. Calomel. 0.10 2 mars. — . 0.10 0.20 *Sortie 3 mars 1887.*	1				1re Récidive. Plaq. muq. vulv., anales, amygd. Adénopathie. Roséoles. *Sortie 27 juin 87.* 2e Récidive Plaq. muq. vulv. Adénopathie. *Sortie guérie le 12 janvier 88.*	Emuls. de sublimé..... 0.01 2 pil. subl.

NOMS, AGE, etc.; DATE DE L'ENTRÉE	DÉBUT des ACCIDENTS primitifs et secondaires	TRAITEMENT ANTÉRIEUR	RÉCIDIVES	ACCIDENTS A L'ENTRÉE	GROSSESSE	TRAITEMENT A L'HOPITAL — PIQÛRES	ADCÈS	STOMATITES	PILULES	FRICTIONS	RÉCIDIVES après TRAITEMENT à l'hôpital	TRAITEMENT de la RÉCIDIVE
Sa., A., 20 ans, f. de brasserie. 30 sept. 1886.	Secondaires 6 semaines.	Nul.		Plaq. muq. vulvaires. — amygd. Polyadénite inguinale. — nuque. Syphil. papuleuses. Psoriasis palmaire.		6 nov. Calomel 0.045 16 nov. — 0.050 6 déc. — 0.100 20 déc. — 0.100 5 janv. — 0.050 19 janv. — 0.050 0.395 *Sortie 3 février 1887.*	3					
So., H., 22 ans, modiste. 6 janvier 1887.	Chancre 2 mois.	Nul.		Plaq. muq. vulvaires. — amygd. Polyadénite inguinale. — cervicale.		9 janv. 87. Calomel. 0.10 *Sortie 24 janvier 1887.*						
Sa., J., 19 ans 1/2, coutu-rière. 4 avril 1887.	Secondaires oct. 1886.	20 piqûres Martineau 3 m. de sol. Martineau et de I K (Cullerier).	1	Plaq. muq. vulvaires. — amygd. Syphil. papuleuses du cou, front. Alopécie. Alcoolisme.		5 avril 87. Précip. j. 0.07 24 avril. — .0.07 9 sept. — .0.05 20 sept. Borate d'IIgr .... 0.06 0.25 *Sortie 4 octobre 1887, bon état.*						
Sa., L., 12 ans.						9 mars. Calomel . 0.07 30 mars. Précip. j. 0.05 0.12						
To., A., 21 ans, cuisinière. 24 juil. 1887.	Primitifs 14 juillet 1887.			Accident primitif. Adénopathie inguin. double. Céphalée.		11 août. Précip. j. 0.07 *Sortie 9 novemb. 1887.*						
Th., V., 23 ans, f. de salle. 6 mai 1886. 14 oct. 1886.	Secondaires 1 an.		1	14 *octobre* 1886. Plaq. muq. vulvaires. — amygd. Polyadénite inguinale. Papules sur les jambes		*Sortie 22 novembre 1887*					25 mars 87. Accid. secondaire. *Sortie guérie le 8 avril.*	25 mars. Précip. j. 0.10
M. Th., 22 ans.				Syphilis secondaire.		9 mars. Calomel. 0.10 30 mars. Précip. j. 0.10 0.20						

NOMS, AGE, etc.; DATE DE L'ENTRÉE	DÉBUT des ACCIDENTS primitifs et secondaires	TRAITEMENT ANTÉRIEUR	RÉCIDIVES	ACCIDENTS A L'ENTRÉE	GROSSESSE	TRAITEMENT A L'HOPITAL — PIQURES	ABCÈS	STOMATITES	PILULES	FRICTIONS	RÉCIDIVES après TRAITEMENT à l'hôpital	TRAITEMENT de la RÉCIDIVE
Tr., M., 33 ans, domestique. 27 nov. 1887.	Primitifs 3 semaines.	Nul.		Chancre induré de la gr. lèvre droite. Plaq. muqueuses. Polyadénite ing. Céphalée. Chute des cheveux. Bonne dentition.		Précip. j........ 0.07 *Sortie guérie le 10 déc.*						
Tr., M., 19 ans, ménagère. 3 nov. 1887.		A Fracastor pend. 1 mois au sirop de Gibert.	—	Polyadénite inguinale double. Syphilides miliaires. Plaq. muq. narine. Adénopat. nuque. Céphalée.		Précip. j........ 0.07 — ,........ 0.07 0.14 *Sortie le 20 déc., guérie, traces de syphil. miliaire.*			Pil. Dup.			
Th., L., 23 ans, couturière. 27 janv. 1887. 22 juil. 1887. 19 nov. 1887.	Secondaires 10 mois	18 injections Martineau, Liqueur Van Swieten		Plaq. muq. amygd. Polyadénite inguinale double, et nuque.		27 janv. Calomel. 0.10 Précip. j........ 0.10 Calomel........ 0.10 0.30 *Sortie 5 mars 1887, guérie.*	1				Récid. plaq. muq. vulv. Roséole. *Sortie guérie.* Nouv. récidive datant de 3 semaines. Plaq. muq. amygd. vulv., anales. *Sortie guérie le 5 janvier 88.*	15 pilules. Pilules au borate de merc.
Ta., M., 22 ans, domestique. 7 janv. 1888.	Secondaires 6 semaines.	Nul.		Plaq. muq. vulvaires, buccales, linguales. Polyadénite inguinale. — de la nuque. Roséole. Syphilides de corps. Syphil. pigment. Céphalalgie. Doul. ostéoc.		Précip. j........ 0.06 *Sortie le 9 janvier, même état.*						
Tel., E., 24 ans, couturière. 26 mai 1887.	Secondaires 15 jours.	Nul.		Plaques vulvaires. Adénopathie inguin. Roséole légère.		Sublimé (émuls.) 0.005 *Sortie 16 juin 1887.*						
Fr., M., f. Va., 33 ans. 28 avril 1887.	Secondaires 4 mois.	Cautérisat. locales au crayon de nit. d'arg.		Plaq. muq. vulvaires, anales, du pharynx. Roséole. Syphil. pigm. du cou. Alopécie. Gingivite.		Précip. j........ 0.03 *Sortie 16 mai 1887, sur sa demande, non guérie.*						

NOMS, AGE, etc. ; DATE DE L'ENTRÉE	DÉBUT des ACCIDENTS primitifs et secondaires	TRAITEMENT ANTÉRIEUR	RÉCIDIVES	ACCIDENTS A L'ENTRÉE	GROSSESSE	TRAITEMENT A L'HOPITAL					RÉCIDIVES après TRAITEMENT à l'hôpital	TRAITEMENT de la RÉCIDIVE
						PIQURES	ABCÈS	STOMATI-TES	PILULES	FRICTIONS		
Va., E., 20 ans, domestique. 29 déc. 1887.	Secondaires 6 mois.	Nul.		Plaq. muq. vulvaires, amygd. Polyadénite double. Syph. pigm. du flanc et de l'abdomen et du cou. Céphalée. Adénop. cervicale.		Précip. j......... 0.07 *Sortie le 21 janvier, état assez satisfaisant.*						
We., E., 21 ans, passem. 17 nov. 1887.	Secondaires 2 mois.	Nul.		Plaq. muq. vulvaires, anales, interfessiè-res, axillaires, a-mygd., langue. Adénopathie inguin. double. Syphilides pap. croû-teuses du cuir che-velu. Roséole.		Précip. j........ 0.07 *Sortie 3 déc. 1887.*						
Wi., B., 20 ans, coffretière.		Saint-Louis 3 semaines frictions.		Polyadénite inguinale double. Syphilides cutanées. Psoriasis palmaire. Adénop. nuque. Dentition bonne.		30 déc. 87. Préc. j. 0.05 20 janv. {— . 0.05 ——— 0.10						
Vi., H., 22 ans, blanchisseuse. 31 mars 1887.	Secondaires nov. 1886.	Lourcine liq. Van Swieten et sp. de Gibert, pilules.		Plaq. muq. des amyg-dales. Adénopathie.		8 avril. Calomel.. 0.10 *ortie le 28 avril.*	1					
Va., L., 21 ans, domestique. 16 mars 1887.	Secondaires 1 mois.			Plaq. muqueuses. Roséole. Adénopathie. Syphilides du cou.		Calomel........ 0.10 Précip. j........ 0.10 ——— 0.20 *Sortie le 11 avril.*	1]					
Va., R., 21 ans, f. de brasserie. 3 mars 1887.	Primitifs 4 mois. Secondaires 3 mois.	Nul.		Plaq. muq. vulvaires, amygd. Adénopathie. Roséole.		Calomel........ 0.10 — .... 0.10 Précip. j........ 0.10 ——— 0.30 *Sortie 4 avril.*						

NOMS, AGE, etc. ; DATE DE L'ENTRÉE	DÉBUT des ACCIDENTS primitifs ou secondaires	TRAITEMENT ANTÉRIEUR	RÉCIDIVES	ACCIDENTS A L'ENTRÉE	GROSSESSE	TRAITEMENT A L'HÔPITAL					RÉCIDIVES après TRAITEMENT à l'hôpital	TRAITEMENT de la RÉCIDIVE
						PIQURES	ABCÈS	STOMATITES	PILULES	FRICTIONS		
Va., L., 21 ans, cuisinière.	Secondaires 5 mois.	Soignée à Natal. Guillot par liq. de Van Swieten		Plaq. muq. vulvaires, amygd. Polyadénite.		6 déc. Calomel. 0.10 20 déc. — . 0.10 8 janv. — . 0.10 2 févr. précip. j. 0.10 0.40	1		Pilules Dupuyt.			
Va., A., 20 ans, passementière. 16 déc. 1886.	Primitifs 3 semaines.	Nul.		Ulcération à la fourchette. Polyadénite inguinale double et mammaire		Pas d'indication de traitement. Sortie 8 janvier 1887.					11 février. Roséole. Plaq. muq. Stomatite intense. 21 février. Érythème. Plaq. muq.	26 fév. Calomel .. 0.10 12 mars. Calomel .. 0.10 30 mars. Précip. j.. 0.10 0.30
Wi., A., 22 ans, fleuriste. 24 mars 1887.	Primitifs nov. 1886.	Traitée à Van Swieten		Adénopathie inguinale double. Roséole. Plaq. muq. vulvaires, amygd.		25 mars. Précip. j. 0.10 8 avril. Calomel. 0.10 27 avril. Précip. j. 0.05 6 mai. — . 0.05 0.30 Sortie guérie 16 juin.						
Ve., A., (De), casquetière. 23 oct. 1886.						31 déc. Calomel . 0.10 14 janv. — . 0.10 2 févr. — . 0.10 24 févr. — . 0.10 0.40 Sortie 5 mars 1887.	1					
Va., E., 19 ans, porcelainière. 6 janv. 1887.	Secondaires 4 mois.	Nul.		Plaq. muq. vulvaires. — labiales. — linguales. Adénopathie inguin. Roséole.		9 janv. Calomel. 0.10 Sortie 12 janvier 1887						

CONCLUSIONS

I. — L'histoire des injections hypodermiques de préparations mercurielles insolubles peut se diviser en deux périodes:

La première va de Scarenzio, 1864, à Smirnoff, 1882. Chaque injection est suivie d'un abcès.

La deuxième va de Smirnoff à 1886. Les abcès deviennent
l'exception et finissent par disparaître complètement.

II. — Le meilleur véhicule est l'huile minérale lourde
(huile de vaseline), mais on peut aussi employer l'huile
d'olive (Neisser) ou l'eau gommeuse (Watraszewski).

III. — L'oxyde jaune doit être préféré au calomel comme
étant moins irritant. Quelque soit le composé employé, on
doit le porphyriser, le laver à l'alcool bouillant et le dessé-
cher à l'étuve avant de l'incorporer dans l'huile.

IV. — La formule de l'injection est :

```
Huile de vaseline..............     10 centimètres cubes
Calomel ou oxyde jaune........  1 gr. 10
```

V. —- On injecte habituellement cinq, sept ou dix centigrammes de calomel ou d'oxyde jaune. Les injections de cinq
ou sept centigrammes ne donnent jamais d'abcès.

VI. — L'intervalle qui sépare chaque injection est, en général, de 10 à 12 jours, suivant les cas.

VII. — Les injections de sels insolubles de mercure agissent rapidement sur les accidents secondaires et tertiaires; elles sont très actives et peuvent, à ce point de vue, être placées sur le même rang que les frictions.

VIII. — Le mercure, en passant par la voie hypodermique, n'acquiert pas des propriétés merveilleuses, autres que celles qu'il possède d'habitude, mais son absorption intégrale et rapide rend son action plus énergique et plus sûre.

IX. — Quatre injections de 10 centigrammes (Scarenzio et Smirnoff) sont en général suffisantes pour traiter les accidents secondaires et tertiaires en cours d'évolution, mais non pour empêcher les récidives.

X. — La douleur produite par l'injection est modérée en général.

La nécrose partielle inévitable est de peu d'importance, si l'on ne dépasse pas les doses de 5 ou 7 centigrammes.

Les abcès (que nous n'avons d'ailleurs jamais observés) ont toujours guéri rapidement, sans complication.

XI. — La réaction produite par l'huile grise de Lang est moins intense que celle qui suit les injections de calomel ou d'oxyde jaune. Nous connaissons moins ses effets thérapeutiques.

XII. — La méthode de Scarenzio est contre-indiquée absolument chez les albuminuriques et les cachectiques : son application doit être rigoureusement surveillée chez les individus atteints de gingivite ou de carie dentaire, chez les scrofuleux, chez les sujets obèses.

XIII. — La stomatite peut être évitée par des soins de propreté de la bouche, par l'antisepsie buccale.

XIV. — La méthode des injections hypodermiques de sels mercuriels insolubles offre le grand avantage de donner exactement la quantité de mercure absorbée par le malade.

BIBLIOGRAPHIE

Ambrosili. — Sul modo di curare la sifilide costituzionale colle injezioni sottocutanee di un preparato di mercurio esperienze e obser-vazioni. Milano. *Giorn. Ital delle mal. ven. della pelle*, fascicolo II, 1866. Tome I, p. 97.

Pier Antoni. — Contribuzione alla cura della sif. colle·inoculazioni ipodermiche di mercurio calomelano. *Il Raccoglitore medico*, 1873 ; e *Giorn. ital. del mal. ven.* 1873, p. 249.

Arcari. — La medicazione di Smirnoff nella cura della sifilide. *Giorn. ital. dell mal. vener. e della pelle* ; Milano, 1886, t. XXVII, p. 266-282.

Balzer. — Traitement de la syphilis par la méthode de Scarenzio *Soc. de biologie*, 20 nov. 1886, p. 512.

Balzer. — Traitement de la syphilis par la méthode de Scarenzio, injection sous-cutanée de calomel en suspension dans l'huile de vaseline — *Bulletin de la Société des hôpitaux*, 11 mars 1887. *Gazette hebdomadaire de médecine et de chirurgie*, n° 11, p. 181, 1887.

Balzer. — Des accidents locaux déterminés par les injections de calomel et d'oxyde jaune, suivant la méthode de Scarenzio. *Communication à la Société des hôpitaux*, le 22 avril 1887. *Gazette hebdomadaire de médecine et de chirurgie*, 1887, n° 17, p. 276.

Barduzzi. — Iniezioni ipod. merc. *Giorn. it. del mal. ven.*, 1884, p. 84.

Barkeley-Hill. — Subcutaneous injections of mercury in const. syph. *The Lancet*, 5 mai, 1866.

E. Besnier. — Sur les procédés de mercurialisation, par voie hypodermique, appliquée au traitement de la syphilis, et particulièrement sur les injections de mercure insoluble. *Bulletins et mémoires de la Soc. des hôpitaux* du 25 mars 1887, et in : *Gazette hebdomadaire de méd. et de chir.*, nos 13 et 14, p. 210 et 225.

Bloom. — The subcutaneous injections of calomel in the treatement of syphilis. *American pract. and News Louisville*, 1887, no 3, III, 100, 102 et 190.

Bonadei. — Quattro casi di sifilide costituzionale curati colle iniezioni di calomelano. *Giorn. ital. del mal. ven.*, 1872, p. 353.

Brocq. — Du traitement de la syphilis par les injections souscutanées de préparations mercurielles insolubles. *Gazette hebdomadaire de méd. et de chirur.*, 1887, nos 37 et 38, p. 594 et 612.

Caire. — *Traitement de la syphilis par les injections souscutanées de calomel.* Thèse de Montpellier, 1887.

Dehio. — Notiz zur therapeutischen Verwendung der subcutanen calomel injectionen. *Vierteljahr. fur derm*, 1887, Heft 4, anal. in : *Revue des Sciences médicales*, 1888, t. XXXI, p. 614.

Delpech. — Considérations sur les injections hypodermiques de sels mercuriels insolubles (calomel et oxyde jaune de mercure en particulier) et sur les accidents qu'ils produisent. *Journal de médecine de Paris*, 1887, vol. XIII, p. 289.

Demagri. — Altri casi di mallatie ocularie sifilitiche curati colle iniezioni ipodermiche di calomelano. *Giorn. it. del mal. ven.* 1870.

De Maugell. — *Des inj. de pept. mercurique ammonique dans le trait. de la syph.* Th. de Paris, 1882.

Diday. — Traitement de la syphilis par les composés mercuriaux insolubles. *Lyon médical*, 24 avril 1887, t. LIV, p. 578.

Du Castel. — Sur les injections sous-cutanées de calomel. *Bulletins et mémoires de la Société des hôpitaux*, 1887, no 5, p. 119.

Dujardin-Baumetz et Luton. — Inj. s.-cut. de merc. mét. dans la syph. *Bulletin de thérapeutique*, 1880, t. XCIX, p. 512.

Fiorani e Maffioreti. — Contrib. alla cura della sif. colle iniezioni ipod. di calomelano. *Giorn. it. delle mal. ven. etc.* 1871, t. I, p. 147.

Flarer. — Cherato-iritide specifica curata colle iniezioni sottocutanee di calomelano. *Giorn. ital. del mal. ven., etc.* 1870. — *Ann. de dermat. et de syphiligraphie*, 1870, t. II, p. 456.

Forlanini. — Le inj. ipod. calomelano ed il suo valore nelle cura delle mal. oculari. *Giorn. it. delle ven. etc.* 1871, t. I, p. 190.

Gaillard. — *Essai sur les inj. hypod. de peptone de mercure.* Thèse de Paris, 1880, n° 449.

Galliot. — Nouveaux faits en faveur de l'emploi des injections hypodermiques de vaseline médicinale, avec calomel ou oxyde jaune, dans le traitement de la syphilis. La *Semaine médicale*, 1887, p. 497.

Gatti. — Delle iniezioni ipodermiche di calomelano nelle cheratiti e cherato-iriti a fondo sifilisico et scrofuloso. *Giorn. ital. del mal. ven.*, 1872, p. 116.

Guelpa. — Les injections hypodermiques de sels insolubles de mercure. *Bulletin général de thérapeutique*, 16 avril 1887, p. 289.

Gourgues. — Sur le trait. de la syph. par les inj. hypod. mercurielles et en particulier par l'albuminate de mercure. *Bulletin de thérapeutique*, 1882, t. CII, p. 49.

Hallopeau. — *Du mercure*, *act. phys. et thérap.* Thèse d'agrég., Paris, 1878.

Hartung. — Ueber die Neissers'chen Kalomelölinjentionem. *Deutsch. med. Voch.* 1887; n° 16.

Henry. — Trait. de la syph. tel qu'il est institué à l'hôpital de Vienne sous la direct. de Sigmund. *American journal of syph. and derm.*, n° 2, 1872.

Jullien. — *Traité pratique des maladies vénériennes*, Paris 1879, 2ᵉ édition, Paris 1886.

JULLIEN. — Quelques mots sur les injections hypodermiques de calomel dans le trait. de la syph. *Annales de dermatologie et de syphiligraphie*, 1884, t. V, 2e série, p. 73.

KOPP. — Ueber die Behandlung der Syphilis mit subcutanen calomel injectionen. *Münchener medicinische Vochenschrift*, 1887, t. XXXIV, p. 95.

KOPP et CHOTZEN. — Ueber die subcutanen Anwendung des calomel bei der syphilis Behandlung. *Vierteljahresschrit fur Dermatologie und Syphilis*, 1886, n° 4. Analysé dans *Ann. de derm. et de syph.*, 1887, n° 1, p. 51.

KRECKE. — Zur Behandlung der syphilis mit subcutanen Injectionen von Hydrargyrum oxydatum flavum. *Munchener medicinische Wochens chrift*, 1887, t. 34, p. 753.

KRECKE. — Zur Behandlung der Syphilis mit subcutanen Calomel injectionen. *Munchener medicinische Wochenschrift*, 1887, t. 34, p. 92.

KUHN. — Zur intermuscularen Injection von Calomel und Hydrargyrum oxydum flavum. *Vierteljahr fur derm.*, 1887, Heft 4, analys. in : *Revue des Sciences médicales*, 1888, t. XXXI, p. 614.

LANG. — Zur Syphilis therapie. *Vien Mediz. Wochenschrift*, 1884, nos 34 et 35. Analysé in *Ann. de derm. et de syph.*, février 1884, p. 95.

LANG. — Injections sous-cutanées d'huile grise dans le traitement de la syphilis, compte rendu. *Bulletin médical*, p. 707, 1888, *The Britisch medical Journal*, p. 1296, 1888.

LASÈGUE. — De la médication hypodermique. *Archives générales de médecine*, janvier 1866.

LEDERMANN. — *Die subcutane Quecksilber behandlung der syphilis.* Diss. inaug., Berlin 1887, analys. in : *Revue des Sciences médicales*, 1888, T. XXXI, p. 614.

LE RAY. — *Des injections hypodermiques de calomel et d'oxyde jaune dans le traitement de la Syphilis.* Thèse de Paris, 1887.

Lewin. — Ueber syphilis behandlung mit hypodermatischer sublimat injection nebst epikritischen Bemerkungen in : *Des Charité Annalen Krankenhauses.* Berlin 1869.

Lewin. — Einige Bemerk, ueber die Behandlung der syph. mittelst hypodermatischen Sublimat-Inject. *Berlin Klin. Voch.* 1876, p. 645.

Liegeois. — Des résultats cliniques et scientifiques obtenus avec les injections sous-cutanées de sublimé à petite dose, dans le traitement de la syphilis. *Annales de dermatologie et de syphiligraphie,* 1869-70, T. II, p. 1 et suiv.

Lundberg. — Tidskrift i militärhelsovard 1884, 2ᵉ livraison, d'après Smirnoff. *Loc. cit.* p. 12.

Luton. — Des milieux hypodermiques. *Archives générales de médecine,* 1882, T. II, p. 526.

Luton. — Des injections intra-musculaires de mercure métallique. *Association française pour l'avancement des sciences,* Grenoble 1885, 14ᵉ session, 2ᵉ partie, p. 576.

Mandelbaum. — Kokain als schmerzstillendes Mittel bei der hypodermatischen Syphilis-Behandlung. *Monats. f. pr kt dermat.,* Hambourg 1886, T. V, p. 241-243.

Martineau. — Des inj. s.-cut. de peptones mercuriques dans le trait. de la syph. *Revue des sciences médicales,* 1883, T. XXI, p. 256.

Gaetano Monteforte. — *Risultati clinici raccolti nel sifilicomio di Palermo negli anni* 1865-66. Palermo 1867.

Oscar Max Van Mons. — Méthode hypodermique dans la cure de la syphilis. *Journal de la Société royale des sciences médicales et naturelles de Bruxelles,* 1869.

Mora. — Metodo del Scarenzio per la cura della Sif. *Giorn. it. del mal. ven.,* 1871, T. I, p. 262.

Mora. — Metodo del prof. Scarenzio per la cura del. sif. costit. *Giorn. ital. del mal. Ven.* 1871, T. II. p. 349.

Morrov. — An apreciation of the modern method of treatement of syph. by hypod. injections. *Med. record New-York,* 1887, p. 501.

Mylius. — *Trait. de la syph. par les inj. sous-cut.* Inaug. Dissert. Gottinger, 1877.

Neisser. — Ueber calomel injections. *Berlin Klin. Voch.* n° 49, p. 818, 7 décembre 1885.

Neisser. — Ueber Calomel injections bei der syphilis behandlung. *Breslau aerzell Ztschr.*, 1886, n° VIII, p. 42-44.

Neuman. — Ueber die ipod. Quecksilber behandlung. der syph. *Strickers med. Jahrbuch.* Vienne 1877, p. 107.

Padova. — Due casi di sifilide costituzionale al periodo terziaro, curati colle iniezioni sotto cutanee di calomelano. *Giorn. ital. del mal. ven.*, 1870, T. I, p. 156.

Carlo Padova. — Sulla cura del sif. mediante le iniezione sottocut. di un prep. di merc. *Giorn. it. del mal vén.*, 1876, p. 113.

Paggelo. — Sulle iniezioni di calomelano col metodo del prof. Scarenzio nella cura dei tumori sifilitici. *Giorn. ital. del mal. ven.*, 1873, p. 165.

Petersen. — Ueber die calomel injections bei syphilis. *Viertelgahr fur Derm.*, 1887, Heft 4. Anal. in : *Revue des Sciences médicales*, 1888, t. XXXI, p. 614.

Petreni, Bonci, Bonaugurelli, Benvenuto e Baciocchi. Sifilid. costituzional. curati colle inj. sotto cut. merc. *Giorn. ital del mal. ven.*, 1871, t. I, p. 238.

Pippings Kold. — *Le développement de la méthode de Scarenzio. Thèse du Dr Smirnoff, accompagnée d'une réponse et d'annexe.* Jugement motivé porté en séance officielle de la Faculté de médecine de l'université de Helsingfors. Helsingfors, 1887.

C. Piquaud. — *Influence de la syphilis des générateurs sur la grossesse, trait. par les inj. hypodermiques.* Th. de Paris, 1868.

Pirocchi e Porlezza. — Contribuzione alla cura della sif. colle iniezioni ipodermiche di calomelano. *Giorn. ital. del mal ven.*, 1872, p. 72.

Pirrochi e Porlezza, — Le piccole dosi calomelano nella cura ipodermica della sif. costituzionale. *Giorn. ital. del mal. ven.*, 1873.

Poggi. — Contributo alla storia delle iniezioni sotto cutanee di
calomelano nella cura della sif. cost. *Giorn. it. delle mal. ven.*, 1871,
t. II, p. 439.

Porta. — Dei recenti progressi della chirurgie italiana. *Relazione
alle ministero della publica istruzione.* Milano, 1867.

Profeta.—*Sulla sifilide costituzionale e sulla sua cura.* Milano, 1866.

Profeta. — Sulla cura ipodermica mercuriale della sifilide. *Giorn.
ital. del. mal. ven.*, 1872, p. 108.

Profeta. — Méthode mercurielle hypodermique dans le trait. de
la syph. *Ann. de derm. et de syph.*, 1872, t. V. p. 317.

Quaglino. — Alcuni casi di malatie oculari a fondo sifilitico, curati
colle iniezioni ipodermiche di calomelano. *Giorn. ital. del mal. vener.
etc.*, 1870.

Rasori. — Le inj. hyn. dans la syph. *Giorn. internaz. de sc. med.*,
1880, p. 1137.

Regazoni e Appiani. — Iniezioni ipodermiche di calomelano nella
sif. costituzionale. *G. it. delle mal. ven.*, 1870, t. I, p. 321.

Regazioni e Appiani. — Ulteriori cure di sif. cost. colle iniezioni
ipoderm. del calomelani. *Giorn. ital. del. mal. ven.*, 1871.

Reinhart. — Beitrag zur Behandlung des Lues mit Neisserchen
Calomel injectionen. *Deutsch. med Woch.*, nᵒ 41, p. 469, 1887,
analysé in : *Rev. des sc. méd.*, 1888, t. XXXI, p. 614.

E. Ricklin. — Sur le traitement de la syphilis par les injections
sous-cutanées de calomel. *Gazette médicale de Paris*, 1887, nᵒˢ 22 et
23, p. 257 et 270.

Rosenthal. — Die Behandlung der syphilis mittelst einspritzung
von hydrargyrum. *Vierteljahr fur derm. Heft.* IV, 1887. Analysé in :
Revue des Sciences méd., 1888, t. XXXI, p. 614.

Santé Pico. — Tre casi di sifilide costituzionale curati e guariti colle iniezioni sottocutanee di calomelano. *Giorn. ital. del mal. ven.*, 1872, p. 356.

SCARENZIO. — Primi tentativi di cura della sifilide costituzionale. *Anali di medicina*, fascicolo agosto e settembre 1864.

ANGELO SCARENZIO e AMILCAR RICORDI. — La méthode hypodermique dans la cure de la syphilis, traduit de l'italien par le D^r O Max. Van Mons. Bruxelles, 1869. *Journal de médecine et de pharmacologie de la Société royale des sciences médicales et naturelles de Belgique*, 1869-70. *Anali universali di medicina*, 1871, vol. 215, p. 19, en italien. *Giorn. ital. dell. mal. ven. e della pelle*, 1869, p. 37, T. II.

SCARENZIO. — Sifilide cerebrale curata e guarita colle iniezioni sotto cutanee di calomelano. *Giorn. ital. del mal. ven.* 1887.

SCARENZIO. — Alcuni casi di sifilide costituzionale trattati colle iniezioni di calomelano a vapore a tenui dosi. *Giorn. ital. del mal. ven.*, 1872.

SCARENZIO. — Sifilide costituzionale recidiva trattata colle iniezioni di calomelano sottocutanee. *Giorn. ital. del. mal. ven.*, 1872.

SCHADECK. — *Treatement of syphilis by profound subcutaneous inject. of mercury into the glutæus muscle*, Kiew, 1886.

SCHADECK. — Tratamentio della Syph. mediante las injectiones profondas de oxcydo amarilo de mercurio en los musculos gluteos. *Rev. de cien. méd. Barcelone*, 1886, t. XII, p. 519.

SCHADECK. — Ueber Behandlung der Syphilis mit tiefen intramuscularen Injectionem von Quecksilber. Preparationen *allg. Wiener med. Zeitung*, 1886, T. XXXI, 386-411.

SCHADECK. — Subcutaneous injectionen of carbolic mercuric. oxyd. in syphilis. *New Yorker med. press.*, 1886-87, t. III, 223-226.

ERNST SCHWIMMER. — *Die Grundlinien Der Heutigen Syphilis therapie*, 1888, Hamburg, und Leipzig.

SIGMUND. — *Ueber neuere Behandlungsweisen der Syphilis.* Vienne, 1876.

Smirnoff Georges. — *Om behandlung of syfilis midelst sub-kutana calomel injetitioner*. Helsingfors, 1883.

Smirnoff. — *Développement de la méthode de Scarenzio* par Georges Smirnoff, agrégé. Helsingfors, 1886.

De Smet. — Traitement de la syphilis par les injections sous-cutanées de mercure. *La Clinique de Bruxelles.* 1887, T. I, p. 189-191.

Soffiantini. — La cura della sif. cost. second. il processo di Smirnoff. *Giorn. ital. del. mal. ven. etc.* 1885, p. 12 et 142.

Sorezina. — Alcuni casi di mal. ocul. a fondo sifilit. curati colle inj. ipoderm. di calomelas. *Giorn. ital delle mal. ven. e della pelle.* T. I, p. 274, 1870.

Sorezina. — Inj. ipod. do calomelano. *Giorn. it. del mal. ven.,* 1871. T. II, p. 202.

Stefanini. — Sifilide costituzionale con irido ciclite sinistra curata e guarita colle iniezioni sotto cutanée di calome. *Giorn. ital. del. mal. ven.* 1871.

Domenico Stefanini. — De injezione sotto cut. di calom. quale mezzo. diag. in un caso dubbio di sif. *Giorn. ital. del mal. ven. etc.* 1874, p. 376.

Stohr. — Ueber die behandlung der syph. durch sub cutane Sublimat injection. — *Deutsches Archiv für Klin Medecin,* p. 407, 1869.

Streitz. — Trait. de la syph. par les inj. hypod. Quelques formules nouvelles. *Archives de médecine navale,* 1884, août.

Terillon. — Trait de la syph. par les inj. merc. s.-cut. *R. sc. méd.* XIX, p. 209. *Ann. de derm. et de syph.,* 1881, T. II, p. 210.

Trzcinski. — Traitement de la syphilis par les injections intra-musculaires d'oxyde de mercure. *Medycyna Warszawa,* 1887, T. XV, p. 129-151.

Efisio Valle. — Delle iniez. ipod. di calomelano nelle mal. sif. *Giorn. it. del mal. ven.* 1874, p. 376.

Walker. — On hypodermic inject. of mercury in syph. (*British med. j.* Vol. II. p. 30-60, 1869)

WATRASZEWSKI. — Ueber die behandlung, der Syphilis mit calomel injectionnen von quecksilberoxyden. *Centralblatt fur d. med. Wissensch.* 1886, no 2, p. 17.

WATRASZEWSKY. — Trait. de la syphilis par les injections sous-cutanées de calomel et d'oxyde jaune. *Gazeta Lekarska.* Warszawa, 1886, 2 s. T. VI, p. 405-411.

WATRASZEWSKI. — Zur Behandlung der syphilis mit injectionnen von Calomel und von quecksilberoxyden. *Wiener medizinische Presse.* 1886, no 40-41-42, p. 1300. .

WELANDER. — Zur Frage von der Behandlung der Syphilis mit calomel inject. *Vierteljahr. fur derm.* Heft. 4. 1887. Analysé in : *Revue des Sciences médicales*, 1888, T. XXXI, p. 614. .

ZEISSL. — *Lehrbuch der constitutionnellen Syphilis-Erlangen* 1864, p. 381.

ZEISSL. — Die hypodermetische mercurielle Behandlung der Syphilis. *Centralblatt f. d. ges. Ther* 1887, no 69. Analysé in : *Revue des Sciences médicales*, 1888, T. XXXI, p. 614.

TABLE DES MATIÈRES

www.ingramcontent.com/pod-product-compliance
Lightning Source LLC
Chambersburg PA
CBHW071149130726
47998CB00002B/450